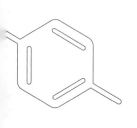

张晓乐
药学通识编委会 著

张晓乐药学通识讲义

中信出版集团｜北京

图书在版编目（CIP）数据

张晓乐药学通识讲义 / 张晓乐，药学通识编委会著
. -- 北京：中信出版社，2022.1（2023.1 重印）
ISBN 978-7-5217-3728-8

I. ①张… II. ①张… ②药… III. ①临床药学
IV. ①R97

中国版本图书馆CIP数据核字（2021）第 221954 号

张晓乐药学通识讲义

著者： 张晓乐 药学通识编委会
出版发行：中信出版集团股份有限公司
（北京市朝阳区惠新东街甲 4 号富盛大厦 2 座 邮编 100029）
承印者：河北鹏润印刷有限公司

开本：880mm×1230mm 1/32 印张：11 字数：247 千字
版次：2022 年 1 月第 1 版 印次：2023 年 1 月第 3 次印刷
书号：ISBN 978-7-5217-3728-8
定价：69.00 元

药学通识编委会

施　慧　李潇潇　刘　芳

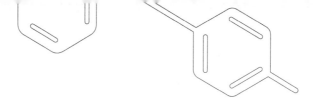

目 录

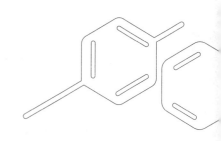

第一章

打开药学之门

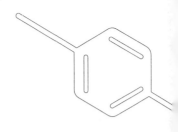

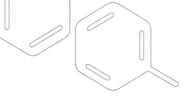

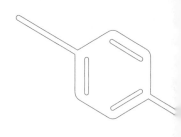

第三章

药物使用与评价

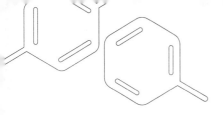

第四章

常见生活现象的药学思考

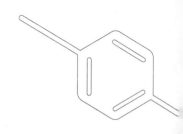

第五章

药师与药学服务

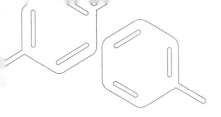

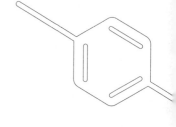

2019 年，国家卫生健康委员会制定了《健康中国行动（2019—2030
年)》。同年，国务院成立健康中国行动推进委员会，围绕疾病预防和
健康促进两大核心，提出将开展 15 个重大专项行动，其中最重要的
就是：健康知识普及。

药物和我们的生活紧密相关，人在一生中或多或少总要和药物打
交道，但药物不像食品那样，个人凭着喜好拿起来就能吃。两千六百
多年前，我国儒家思想的开创者孔子对药物就抱有审慎的态度。《论
语》里有个故事："康子馈药，拜而受之。曰：'丘未达，不敢尝。'"
这个故事说的是，当时鲁国最有权势的季康子赠药给孔子，这"药"
也许是药，也许是保健品之类的。出于礼节，孔子拜谢后接受了，却
说道："我对这种药的药性不了解，不敢尝试服用。"孔子秉持的就是
一种科学的态度，不了解药物性质不敢随意服用。

如今，互联网和手机的应用让知识的获得变得十分便捷和简单，
微信群和朋友圈里各种健康、养生和用药的信息鱼龙混杂，知识的可
靠性和科学性难辨。很多不良和错误信息误导了公众甚至严重损害了

公众的健康，因此就特别需要一些能够提高公众医药学基础认知的科普读物。

由北京大学第三医院药剂科原副主任张晓乐撰写的《张晓乐药学通识讲义》正是这样一本通识性药学读物。该书与一般医药科普类读物不同，作者不是简单讲述药物和用药的具体知识，而是从什么是药学、药物与药品的区别开始，系统讲述药物治疗、预防和诊断疾病的机理，什么是药物的有效性，如何正确认识药物的安全性，药物价值评价，自我药疗和生活中的药学，药物滥用和药品监管等方面有趣的知识和其中的底层逻辑。

《张晓乐药学通识讲义》旨在系统性地提高读者对药学与合理用药的认知，帮助读者在日常生活中和在就医问药时能够辨别哪些是真正有益的医药科学知识。

该书语言通俗，案例丰富，视角独特，在探讨药学与医学之间、人类与自然界之间的关系，带领读者领略药物和药学发展前景的同时，也给读者带来了一些深层次的思考。

开卷有益。祝贺该书出版！

陈啸宏

原卫生部副部长

推荐序二

　　自古以来，疾病和瘟疫一直伴随着人类的发展，人们梦想有一种包治百病的灵丹妙药。公众和患者一接触到治疗某种疾病的新药、特效药甚至夸大其词的保健品广告时，就跃跃欲试。特别是现在，我国城乡已进入小康社会，人们对自身健康的关注与日俱增。这种不可阻挡的健康需求要求社会能提供科学、通俗和相对系统的医药信息，以便能正确认识疾病和维护健康，缩小自己与医生、药师在医药学知识上的剪刀差，在需要用药时与医生和药师有共同的沟通"频道"。今天的互联网，给公众获取医药学知识打开了一扇窗，但浩如烟海的医药信息很多是不符合相关规定和要求的。公众和患者今天可能听说一个无任何毒副作用的"神药"，明天可能又看到一个有害而无益的骗人"药"，这样的偏见很容易误导公众。

　　从科学上说，药物就像一枚硬币，是一种带有正反两方面信息的物质，既可以治病，也可以致病。人人都知道手术有风险，却不一定知道不恰当地使用药物一样会带来损害或风险，与在身体上开刀一样是不可避免的问题。这不但涉及医药科学，也涉及患者安全文化。如何把这一切科学地、真实地、通俗地告诉公众，《张晓乐药学通识讲义》这本"给中国人的用药安全指南"做了很好的尝试。

本书不但用生动、平实的语言介绍了药物的起源、性质和作用，也从患者和公众的视角对社会药学、人文药学和药品监管做了客观的论述。对于"反应停""万络"等对当今世界药品评价和不良反应监管产生重大影响的典型事件，书中也有详细记述和点评。这有利于读者更好地了解历史，思考今天，更好地理解国家药品监管政策。而其中涉及的药品质量、药品研发、药品价格管理、药品市场化与可及性问题等，对读者了解我国药物政策和药品安全管理工作也有一定的启发和借鉴作用。

《张晓乐药学通识讲义》的出版，为普及公众安全、合理用药知识，确保公众用药安全开了一个好头。本书作者不但有扎实的药学知识，也有数十年医院药学工作经验。同时作者结合自己的阅历和实践，旁征博引，论及用药安全文化、健康与生命质量衡量、人类生死观、药物治疗价值判断等社会学和公众就医文化方面的问题，读来兴致盎然，引发思考和探究。

相信本书会给读者带来应有的教益和收获。

邵明立

原卫生部副部长、原国家食品药品监督管理局局长

推荐序三

进入 21 世纪以来，有几个全球性的倾向，提高了对公众健康和药学教育的要求。这包括抗菌药物超适应证的滥用、公众不经医生而直接从药店买药进行自我药疗、互联网医药的快速发展导致医药和保健品市场的混乱等。另外，我国社会和经济的迅速发展促使医药卫生和公众健康日益受到全社会重视，进而使得公众学习医药知识成为健康教育的重要领域。

一般来说，健康教育有两种方式，这就是我们常说的"授之以鱼"和"授之以渔"。通过第一种方式，受众可以学到具体的应用知识，但不明就里，容易遗忘，一遇到相关问题，依旧茫然无措。而通过第二种方式，受众一旦得"渔"，理解了其中的道理、逻辑和规律，便能触类旁通，遇到其他相关问题也能举一反三，从容应对。正像联合国教科文组织提到的，今后的文盲将不再是不识字的人，而是不会自学和学了知识不会应用的人。如何"授之以渔"呢？张晓乐老师的这本《张晓乐药学通识讲义》从通识的角度，深入浅出地讲解药物和药学知识，做了很好的尝试。

前一阵儿出差去北京，路经西长安街，看到两旁的电报大楼、长话大楼，心中顿生感慨。科学技术的进步和社会经济的发展，使得一些新的行业不断产生，旧的行业随之消亡。不用说 20 世纪的电报、长途电话早已进入历史的博物馆，曾几何时，数码相机如汹涌的潮水般压垮了胶卷业巨头柯达公司，近十年来，智能手机的普及对数码相机又形成致命冲击。我们经常听到一句话，"变化是世界的常态，唯一不变的只有变化"。在这个不断变化的世界面前，各行各业的从业者如果没有开阔的眼界、丰富的知识储备，将很难应对，更谈不上抓住新的机会。而要开阔眼界，扩展认知，不断学习是一条重要的路径。

我的专业领域是药物代谢动力学和创新药物研发。但近年来，通过单一专业的深度研究来实现重大突破的困难越来越大，往往需要通过跨领域、跨专业的交叉研究实现重大突破。因此，单一专业的学习难以适应知识迭代的速度，不同学科之间也早已失去原有的严格界限，学科交叉融合是大势所趋，这要求学生既要在某一学科领域精心钻研，又要通晓人文、社会、自然科学的普遍性知识，才能从容应对外界变化，在自己的专业领域做出成就。而通识教育正是全面培养学生综合素质的重要方式。

通识学习是扩大知识宽度和提升认知高度的学习，虽然近些年来我国不少院校开设了一些通识课程，但"通识学习"这几个字对大多数人还比较陌生。因此，初读《张晓乐药学通识讲义》，便感觉这是一本业内业外人士都有迫切需求的好书。作者用严谨的治学态度和发散的思维方式把药物和用药的科学知识娓娓道来，同时阐释了药学知识的底层逻辑并发出了哲学思考，也让广大读者形成正确的就医、用药行为方式，使其在遇到医疗和药物治疗具体问题时能够用科学的思维和正确的方式应对。

祝贺《张晓乐药学通识讲义》出版！

王广基

中国工程院院士、中国药科大学教授

在我的职业生涯中，我曾多次说过，当患者能够通过安全和适当的方式使用药物并获益时，药物是一个福利。作为一名药师，一个以用药安全为职业生涯的人，我可以毫不迟疑地说：没有什么比教育我的同事、公众和患者安全地使用药物更重要的了。提升认知、获取知识将成为你以及你的家人和朋友安全用药的保障。这就是为什么这本书中的许多概念如此重要。

正确使用药物、防止药物带来的伤害不再只是医疗保健提供者的工作，如今消费者和患者在帮助预防药物使用不当方面也发挥着至关重要的作用，他们要对自己的健康和用药安全承担更多的责任。他们可以通过向医疗保健提供者提问，并向他们的医生、护士和药师提供相关信息来做到这一点。有一定医疗保健知识并对自身健康状况知情的人能避免许多用药不当的情况发生，医疗保健提供者应鼓励患者参与用药安全行动。

确保用药安全是一个非常复杂的过程，这可不像去药房取药那么简单。为了最大限度地获益,你需要了解涉及药物本身和用药安全的方方面面的情况:从药物研发中的安全性、有效性测试,到药品的标签和包装管理,药品如何进入市场,如何在药房、医院和家中安全储存药品,再到正确的处方和药品管理,以及药物的潜在副作用。你需要了解专业人员和你自己可以如何控制或管理所有这些情况。

而药师在这些方面发挥的作用越来越大,他们扮演的用药安全专家的角色越来越重要。制药企业的药师监督检查药品的包装标签是否清晰正确,搜集分析药物不良反应和错误用药的信息,与政府监管机构和行业组织协调合作,必要时也与患者和公众沟通、提供帮助。这些专家是药品安全和用药安全的保障者,他们让业界了解重要的安全信息。而在政府监管机构工作的药师负责审查并确保药品符合标准,药品上市后,他们还要持续监测以了解药品使用是否安全有效,同时在需要时更新行业标准和要求。

同样,在社区药房和医疗机构工作的药师也注重用技术手段保证药物的安全使用。比如,发药时扫描药品包装上的条码,以确保住院患者和他们服用的药物相互匹配;连接药物信息系统的电子输液设备可以筛选出不适当的剂量。而药品流通领域也受到监控,以确保药品的安全储存以及标签和包装的正确。高警示药品更是监控的重点,药物的误用会增加患者伤害的风险。

我曾多次访问美国和其他国家的医疗机构,我一直对人们在改善患者安全方面的奉献和创新的努力感到惊讶。虽然我们仍有许多事情要做，但我看到的毫无疑问的迹象是我们正在前进。我们必须齐心协力。

　　这本书将成为你的安全用药指南。

迈克尔·R. 科恩

美国安全用药研究所主席

站得高，才能感受"风"吹来的方向

"从药"几十年，有很多知识、经验和心得可以分享，就算只取那些和"药"沾边的趣闻，也能侃几天几夜。我写本书的初衷是普及科学的药学知识，帮助圈外的朋友客观识药、正确选药、合理用药，并配合医生、药师进行自己和家人的药物治疗。

这个初衷之所以形成，是因为两件事情触动了我。其一是有一段时间"看病难、看病贵"成为舆论焦点，民众质疑药价过高。有圈内人半开玩笑地跟我说，这是因为物价局的人不了解药品的生产过程和成本，于是让"药价高、看病贵"成为当今一个难题。其二是朋友跟我讲的家人求医用药的故事。故事中的两个人物分别是其父与其叔。二人同年查出糖尿病，其父不信医学信"神医"，吃了若干年"仙草"，用了几万元药膳，最后落得因视网膜病变而失明的结局，并且由于合并肾衰竭，每周透析两次，躺在床上痛苦不堪。而与其父同样有糖尿病遗传基因的叔叔相信科学，按部就班地寻医问诊，长年服用降糖药进行治疗，如今身体健康，还经常去照顾哥哥。这不就是活生生的临床平行对照试验嘛！由此看来，正确认识药物，了解药学，是每个现代人在生命和健康领域的必修课。这样，我就想到了"通识"这两个字，很想在通识的范畴内和圈外的朋友聊聊药物、药学和药师。

据我理解，通识的"通"，是通晓、通达、贯通的意思，"识"则指见识、了解和认知。我希望我对药物、药学的讲述，使你重新审视自己的归因方式和逻辑。而"大道至简"，如果你能举一反三，触类旁通，提升认知，在药物和药学领域"得渔"，那就是意外之喜了。

关于通识学习的思想，古已有之。《中庸》宣扬"博学之，审问之，慎思之，明辨之，笃行之"，就是提倡一种博学和思辨的学习方式。对不同的学科都有所认识，就能将不同的知识融会贯通，构建博学与精专的个性化知识体系，从而在专业领域内外达到自由翱翔的境界。而独立思考能力的形成，也完全倚赖知识的广度与专业的深度。

人类发现、发明和使用药物的历史延绵数千年，但它在整个人类发展的历史长河中，不过是短暂的一段。未知远多于已知，我们只有不断攀高，才能看得更远，才能感受到"风"吹来的方向。正是基于此，书中有些观点，可能只是作者的一家之言，并未得到学界的认可，甚至失之偏颇。但这些观点和思想如能引起读者的兴趣和学界的讨论，也是很有意义的事情。另外，本书的宗旨是科普，但又涉及学术，其深度和广度未能尽如人意，并且本书名为《张晓乐药学通识讲义》，但内容侧重药品的使用领域，很少涉及药品的研发和制造，请读者谅解。

张晓乐

2021 年 04 月 06 日

第一章

打开药学
之门

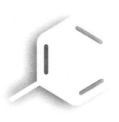

当你翻开这一页的时候，你可能正在中信书店的书架前阅读，而旁边就是售卖非处方药品和保健品的超市；你也可能坐在飞往远方的航班上，而邻座一位老者正在服药；你或许就在家中沙发上喝着咖啡，而前面书桌的抽屉里放着你不知何时用过的药品……药品几乎随处可见，我们可能随时会用到。可你了解什么是药品吗？有哪些有趣的药学知识？这些知识对你的健康又有哪些帮助，能否提升你的认知？

从这一章开始我试着帮你解答这些问题，为你打开一扇药物科学的大门。

医药同源，药能载医

说起药物，你可能会想到一些和"药"有关的成语，如"无可救药""药到病除"等。没错，这些成语无一不是说明药对于疾病治疗的重要性。在古代，药物就是人类治疗疾病的重要手段。而如今，在人类所有的疾病治疗手段中，药物占 70% 以上。其他治疗手段或许是手术，或许是物理手段，比如各种放射治疗和康复治疗等。而即使是手术治疗，也要靠药物来保障，比如麻醉药、镇痛药、肌松药等；很多物理治疗也要使用辅助药物，比如中医的艾灸和西医的药物离子导入治疗骨质增生引起的麻木、疼痛等。药物既然这么重要，那么究竟什么是药物？

水就是药？——药物的本质

人在一生中，免不了要和药物打交道。妇女在怀孕时可能就需补充人体必需的各种微量元素和叶酸钙剂，婴儿出生后又要接种各种疫苗，生病了要吃药打针。人生越漫长，和药物相伴的时间可能越长。

可对于药物的本质，你却不一定有透彻的了解。

不过，在讲述药物的本质之前，我想说一件发生在 20 世纪 80 年代初轰动全国的事件。情况大致是这样的。当时我国著名科学家彭加木^①率队在新疆罗布泊进行科学考察，罗布泊地区由于长年炎热缺水，人和动物一旦进去很难再出来，因此被称作"死亡之海"。彭加木一行进入罗布泊一个多月后，汽油和水几乎就要耗尽了，彭加木决定孤身外出找水，但他这一去就再也没有回来。之后人们猜测，彭加木可能没有找到水源，身体极度脱水导致休克，最后失去生命。可见，当一个人面临脱水状态时，普通的水对他来说就是救命的药啊！说到这儿，你可能就要问了，天天都喝的水怎么就成了药呢？我要告诉你，水就是药。你看，咱们每天吃的各种营养物质必须先溶解于水，然后才能被消化吸收，再被以水为主要成分的血液运往全身各组织、器官和细胞中。水与机体所有组织、器官、细胞发生相互作用，参与体内各种物质的化学反应，以水为主要成分的汗液排出体外还能帮助调节体温。另外，病人发生严重腹泻、呕吐、脱水时，需要进行补液（葡萄糖氯化钠注射液）治疗，里面的主要成分就是水，所以老百姓称之为"挂水"；感冒了，医生嘱咐你多休息、多喝水。你看，水是不是药物？

上面的例子涉及人的生理和药物的关系，我再举一个有关精神和

---

① 彭加木事件：1980 年 5 月，彭加木时任中国科学院新疆分院副院长，并担任中国罗布泊科学考察队队长，第三次带领一支综合考察队进入新疆罗布泊考察，揭开了罗布泊的奥秘。1980 年 6 月 17 日上午，考察队在返回时重新穿越罗布泊的途中，汽油和水所剩无几。彭加木独自外出找水，走向沙漠深处，不幸失踪。

药物之间关系的例子。一位人类学家指出，在新石器时代，人类就发现了罂粟，而考古学的研究证明那时人类应用罂粟的目的不是为了治疗疾病，而是为了产生宗教仪式上精神愉悦的感觉，是为了"高兴"和"幸福"。这是因为罂粟所含的阿片类物质能刺激脑内的吗啡受体，让人感到兴奋和欢快，于是人们就给它起了个"快乐植物""忘忧草"的美名。很久之后，人们才逐渐了解罂粟的有效成分，提取了罂粟碱，发现了吗啡、可待因强烈的镇痛和镇咳效应，这两种药至今还是镇痛和麻醉领域不可或缺的药物。而罂粟中阿片类物质的愉悦和兴奋作用也使它成为一类重要的毒品。

　　从上面两个例子我们可以得出结论：凡是能与人的机体和组织发生交互作用，改变人的生理状态或精神状态的物质，我们都可以称之为药物。当然，我们不能因此说正常生理状况下每天喝水就是吃药，每天进食蔬菜、水果就是吃维生素C。我们通常所说的药物是狭义的药物，狭义的药物是指能影响人的生理功能或精神状态，用于治疗、诊断和预防疾病的物质。我们上面提到的水是广义的药物，而氯化钠注射液（生理盐水）、葡萄糖注射液是狭义的药物。一般认为，药品是产品化的药物，也是可以供人们直接使用的药物。关于药品的定义和性质，我会在第四节详细讲解。

黄土面止血——药物与药学的起源

　　明白了什么是药物之后，那么，人类最初是怎么发现和利用药物的呢？说到这儿，我想起亲身经历的一件事。20世纪70年代，我在农村插队。有一次生产队长带着我们在山坡上修渠引水。我拉着装满水泥的小车，后面几个人把小车往山上推。我不小心脚底一滑，握着车辕的手指一下子戳在地上，顿时皮开肉绽，骨头都露了出来，鲜血直流，疼得我嗷嗷大叫。一起干活的小伙伴都围上来看我，不知道怎么办才好。这时身材魁梧的生产队长走了过来，他扒开我握住食指的手看了看，然后说"没事儿"，并随手从地上抓起一把黄土面撒在我的伤口上。我惊呆了！这怎么行呢？但没过一会儿，伤口的血就止住了。

现在想起这件事仍然后怕，我庆幸自己没感染破伤风，否则在那种缺医少药的条件下可能丧命。说到这儿你可能猜到我要讲什么了，对了，就是药物、药学的起源。那一把黄土面就是"治疗"外伤出血的"药"，和我们如今使用的云南白药粉有相同的止血消炎的作用。你看，我在20世纪70年代还经历了一次"原始人类"采集"药物"来治疗疾病的过程。

从上面那个故事我们可以看出，药物是人类在长期的生产、生活和与疾病做斗争的过程中逐步发现的。最早的药物来自天然植物、动物及矿物原料。原始人类的生存条件艰难，他们不得不靠狩猎动物、采集植物果实、挖取植物根茎来填饱肚子，因此往往会误食一些有毒的植物，从而引起腹泻、呕吐、昏迷甚至死亡。《淮南子·修务训》记载："尝百草之滋味，水泉之甘苦，令民知所避就。当此之时，一日而遇七十毒。"这样，经过长期实践，人类逐渐掌握了一些植物的形态和性能，逐渐能够判别哪些植物有毒、哪些无毒，逐渐发现患病时偶然食用了某种植物，病情就得到缓解，有的植物尽管有毒，但是适

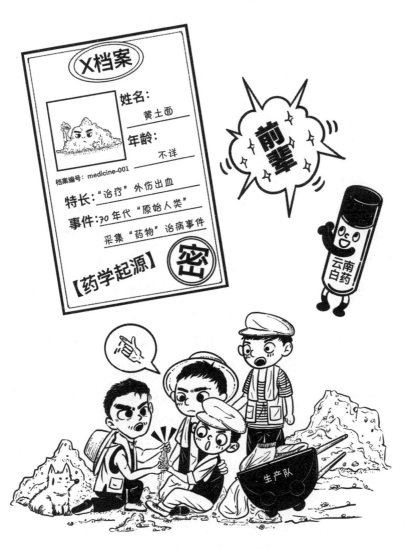

用黄土面"治疗"外伤出血

量食用可以治疗疾病，人类因此建立了对植物药的认识。据《史记》记载，"神农尝百草，始有医药"，说的就是人们认识植物药的过程。而狩猎和渔业的发展使原始人类了解了某些动物脂肪、血液、内脏及骨骼的食用价值和治疗伤病的作用，并积累了一些动物药的知识。中国民间流传"药食同源"的说法，比如大枣、山药、山楂、乌梅、赤小豆、牡蛎等，既是食物又是药物，这不正是对植物药、动物药起源的真实写照吗？随着采矿业的发展，人们对矿物的认识不断加深，并发现了矿物的治疗价值，积累了有关矿物药的一些知识。

你看，原始人类发现药物、使用药物的行为实际上是在种群生存、繁衍和竞争压力下的本能与自主行为，在本质上和动物行为是完全一样的。比如食草动物会寻找并舔舐含有矿盐的石头和土壤，以增加体内盐分，从而保持体力；食肉动物在捕猎和争夺配偶的时候受了伤，就会用唾液舔舐伤口，防止感染，促进伤口愈合；公山羊到了发情期会寻找并食用一种小草，这样能明显增加与母羊交配的次数和时间，从而繁衍更多的羊羔，之后人类在长期驯化山羊的过程中发现了公羊的这种行为，这种植物便为聪明的人类所用，这就是被我国南北朝时期的医药学家陶弘景发现并命名的著名中药淫羊藿。就这样，原始人类在与自然界的抗争中，在种族生存与繁衍的过程中，在与疾病和伤痛的斗争中，慢慢找到了药物，创造了最初的药物疗法。

药学发展到今天，经历了漫长艰辛的探索历程。在远古时代和人类发明文字以后的很长一段时间内，看病主要是靠占卜师、巫师，以及宗教信仰的仪式（直到现在还有萨满、祭司、药师佛、药王庙等）。人们通过采集各种植物，用自己的身体做"试验"，来判断这些"药物"的有效性。这种偶然发现药物并通过"试验"积累用药知识的过程就是药学的产生过程。

公元前4000—前3000年（一说公元前6000年），人类发现了阿片。但一直到公元前三四世纪，人类在医药学领域才有了长足的进步。西方的希波克拉底是那个时代著名的医药学家。他对人类疾病有了初步的认知，建立了自己的理论体系。又过了几百年，古罗马出现了杰出的医药学家盖仑（130—200年），他对后世的药学发展影响很大，尤其对植物制剂提取技术做出了巨大贡献。人们为了纪念他，到今天仍把用浸出法生产的药剂称为盖仑制剂。由于创造性的研究工作和对药学发展的奠基作用，他被称为药剂学的鼻祖。

现代药学这样来——现代药学学科的建立

欧洲进入中世纪后，由于连年战争的破坏和宗教对文化与科学的遏制，医药学发展得十分缓慢，甚至发生倒退。直到1500—1900年，欧洲迎来了文艺复兴和第一次工业革命，才涌现一系列科学发现与技术发明。化学、物理学、生物学、解剖学和生理学的兴起，大大促进了医药学的发展。借用今天的说法，那也是一个"知识爆炸"的时代。知识领域迅速扩大，于是医药学科开始出现分工。

学科的细分是科学发展的自然结果，科学技术越发达，学科的划分就越细。在亚里士多德的时代，自然科学只分为植物学、动物学、物理学、数学和地理学，连化学都被归为物理学，直到17世纪，药学的基础——化学才成为一门独立的学科。

于是，医药学的原始分工出现了。医药学领域中的一些人对疾病的诊断和治疗更有兴趣，积累了解剖学、生物学、临床诊断学和治疗学的知识，成了医学家和医生；而另一些人则热衷于研究药物的发现、制造和使用，成了专门的药学家和药师。其实，所谓"科学"就是"分科之学"，随着人类知识的不断扩充，"分科"与专业的细分是历史的必然。

知识的分工使医学成为利用科学和技术的手段预防、诊断、治疗人类疾病，促进患者健康的学科；而药学则慢慢从古代医药学中独立出来，发展成以化学为基础，连接医学与化学，研究外界物质与人体的相互作用，从中发现防治疾病所用药物以及如何使用药物的一门应用学科。于是现代药学诞生了，成为一门连接化学学科与生命学科的重要学科。

在近现代药学学科的发展史上，有一些重要的里程碑。1540年，德国植物学家瓦莱里乌斯·科尔都斯通过蒸馏分离成功得到了乙醚，它后来成为著名的麻醉药，极大地促进了外科手术的发展；拉瓦锡通过实验发现了氧气，提出了元素学说，他诸多的学术成就为现代化学奠定了基础，他也被公认为现代化学之父；1796年英国医生詹纳发明了牛痘疫苗，开创了疫病免疫预防的先河；合成化学逐渐发展，1828年，德国化学家维勒用人工方法将无机物合成为有机物——尿素，他也被认为是有机化学研究的先驱；除此之外，还有物理学、生物学、解剖学和生理学兴起，达尔文创立了进化论，巴斯德发现了微生物，J. N. 兰利提出了受体假说……这些都大大促进了药学的发展。18世纪前后医学相关领域出现的大量发现和发明，以及人类科学技术水平的提高，给新生的药学学科提供了肥沃的土壤。19 世纪末 20 世纪初，随着阿司匹林和砷凡纳明的问世，药物发明进入了合成化学时代。

进入 20 世纪，磺胺类药物、青霉素、链霉素相继问世，人类摆脱了对细菌感染性疾病的恐惧，使严重感染患者的生存率大大提高。从趋势上来说，大概从那时起，在现代科学技术的支撑下，药学逐渐走出"神农尝百草"式的实践，用"撞大运"的方式发现药物已渐渐成为过去。人类开始在实验室中通过化学手段合成药物，尤其是受体学说[①]的提出与合成化学的发展，使药物发明有了科学的方向和方法，大大加快了新药发明的进程，也极大地促进了医学的发展。但就像其他学科的发展一样，药学学科的发展也很曲折，很多偶然的因素也有着重要的影响。关于这些我会在以后的章节中和大家细说。

概括来说，药学不断为医学提供丰富、有效的药物治疗知识，药物成为防治疾病最重要的物质手段。在农业的植物保护（除虫除草）、畜牧业的疾病防控领域，药学科学和药物都发挥着重要作用；在公共卫生和大健康领域，药物保障人类健康的作用更是无可替代。如果说食物是维系人类生存与繁衍的物质，那么药物就是让人类"活得更好与更长"的物质。

---

① 受体学说：是阐明药物作用分子机制的重要学说。据近代分子生物学和生物化学的研究，药物的作用必须与机体内的"接受物质"结合，才能发挥药理作用。受体在体内有特定的分布点，而体内也存在与受体相结合的内源性物质，叫作配体，如自主神经末梢释放递质乙酰胆碱和去甲肾上腺素等，它们都能与相应的受体结合产生作用。

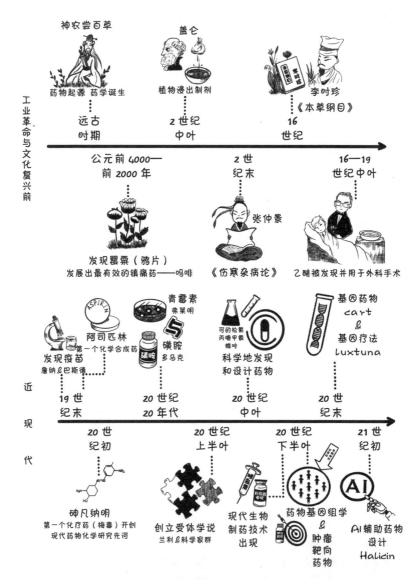

药物发现与药学发展史

"孪生兄妹"——药学与医学的关系

药学和医学究竟是什么关系？它们的联系和界限在哪里呢？

在我看来，无论从医药学的起源还是从其发展的轨迹来看，医学和药学就像一对孪生兄妹。原始人类在寻医找药的过程中"生"下了这对"孪生兄妹"。早期这对"兄妹"生活、成长在一个大家庭中，1500 年后，这对"孪生兄妹"逐渐长大，不同的性别让他们有了不同的"外貌体征"和不同的"性格"，再后来他们分别"有了自己的家庭，有了各自的事业"。医学是以科学和技术的手段治疗、预防人的生理、心理疾病，以保障机体健康为目的，以生物学为基础的应用学科。在医学这个大家庭里，又有基础医学和临床医学，它们分别还有很多分支学科。

说完了医学，那么什么是现代药学？现代药学和医学的联系与区别又在哪里呢？要说清楚这个问题，我先给大家讲个故事。20 世纪初，人们对高血压还缺乏认识，市面上更没有治疗高血压的药。但从 20世纪 50 年代开始，医学界逐渐认识到高血压的危害，所谓的"良性"高血压也会导致心脑血管疾病甚至增加死亡的风险。与此同时，基础医学研究还涉及人体血压调控的机制，并逐渐深入到分子水平。基础医学研究表明血管紧张素肽原酶和血管舒缓激肽对血压有双向调控作用。依据这个药物的"靶点"，药理学家在美洲洞蛇的毒液中发现了一种多肽，并采用当时先进的定位突变生物技术，通过构效分析确定了针对"靶点"的药效基团，又通过生物测试，发现在药效基团的脯氨酸附近引入一个巯基能大大提高化合物的活性。就这样，药学工作

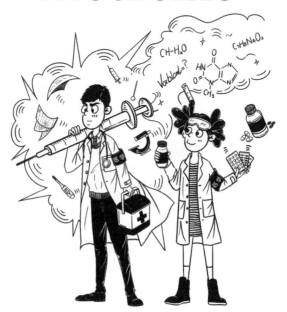

医学与药学是一对"孪生兄妹"

者终于找到了高效的血管紧张素转化酶抑制剂，在 20 世纪 80 年代研发出了第一种血管紧张素转化酶抑制类抗高血压药"卡托普利"。之后，更多的普利类抗高血压药被推向市场，给高血压的临床治疗增添了新的"武器"。

　　看，这就是药学家所做的工作。临床医学提出问题，基础医学提供机制和靶点，而药学家根据临床医学的需求，用药物设计理论和化学合成理论寻找并研发针对靶点的有效药物，以供临床使用。你看，医学和药学"兄妹"俩配合得天衣无缝吧！所以，药学就是以化学为基础，连接医学、化学与生物学，研究外界物质与人体相互作用，从中发现防治疾病所用药物以及如何使用药物的一门应用学科。药学的分支学科也很多，包括药物化学、药理学、药剂学、药物分析学、制药工程学、药事管理学和临床药学①等。

　　我们前面把医学和药学比作孪生兄妹，在人类与疾病的斗争中，作为"妹妹"的药学一直和医学这个"哥哥"并肩作战。医学不断向药学提出问题，而药学的发展也在推动着医学的进步：没有麻醉药和消毒药的支撑，现代外科手术根本无法进行；没有免疫抑制药的辅助，器官移植就不可能成功；没有雌激素和促排卵药，就没有试管婴儿的诞生；没有造影剂的辅助，医学诊断学不可能取得今天的成就……药物成为医学发展的物质基础，几乎所有医学手段的实施和医学领域的重大进展都离不开药学的支撑和药物的辅助。

小结

1　一切能与人的机体发生交互作用的物质都是潜在的药物；狭义的药物是指能影响人的生理功能或精神状态，用于防治疾病的物质。药物是医学解决方案最重要的物质载体。

2　原始人类发现药物、使用药物的过程是在种群生存、繁衍和竞争压力下

---

① 临床药学：是在20世纪50年代中后期在美国被提出和创建的，是以患者为对象，以药物与人体相互作用为核心，以提高临床用药效益为目的，研究和实践药物临床合理应用方法的综合性应用技术学科。

的本能与自主行为。

3 药学是以化学为基础，连接化学与生命科学，研究外界物质与人体相互作用，发现、发明防治疾病所用药物以及如何使用药物的一门应用学科。

4 在人类发展的历史长河中，医学与药学一同诞生，是一对有着共同基因的"孪生兄妹"。药学以其研究物质（药物）与人体交互作用的知识成为解决一个个医学难题的智慧源泉。

———

药问：
"我是谁？我从哪里来？
我要到哪儿去？"

———

认识药物的第一属性：有效性

在上一节我们谈到了药物的定义、药物和药学的起源以及药学与医学的关系，在这一节我们聊聊药物的本质属性。

药物的本质就像硬币的两面

如果我问你"你认为什么样的药才算是好药"，你一定会不假思索地说，"当然第一要能治病，第二副作用要少喽"。没错，你说的正是药物的两大自然属性：有效性与安全性。药物是人类预防和治疗疾病的物质，其有效性、安全性恰好符合二元论的哲学观点：一件事物包含两种平行存在并相互影响的本原属性。就像水分子有"氢"和"氧"两种性质完全不同的原子，两者发生相互作用就形成"水"。"有效"但不"安全"的不是好药；"安全"但无效的更算不上药物。有效性与安全性是相对的概念。

不过，有效性与安全性，究竟哪个是第一位的呢？在做出判断之前，我先给你讲个故事。你可能知道，在人类与细菌的博弈中，磺胺药曾发挥了巨大的作用。20世纪30年代，德国生物化学家格哈德·多马克偶然发现一种叫作百浪多息的染料，对于感染了溶血性链球菌的小白鼠具有很好的疗效。后来他用兔子和狗做实验，也获得了成功。正在这时，多马克的小女儿因手指被刺破而感染，不久病情恶化，发生了败血症，虽经多方救治，均无好转。多马克在小女儿生命垂危之际决定冒险，他将仅仅用兔子和狗做过实验却根本没用人体做过实验的这种染料注入女儿体内！多马克夫妇一直守护在女儿身边，是福还是祸？夫妇两人度过了一个漫长而煎熬的夜晚。第二天清晨，女儿终于从昏睡中醒来，九死一生，她竟然得救了！因为发现了磺胺药，多马克获得了1939年诺贝尔生理学或医学奖。

从这个故事可以看出，在生死攸关之时，人类会首先选择药物的有效性，安全性退居其次；在救治生命和发现新药的过程中，人类往往是极具冒险精神的动物。

药物有效性的"质"

第一层意义

究竟什么是药物的有效性？我先给大家举几个例子。比如我们吃了不卫生的东西导致腹泻，医生开了氟哌酸（诺氟沙星），两天后，不再腹泻了；孩子感冒发热到39摄氏度，医生开了布洛芬混悬液，孩子服药后半个小时，体温正常了；老爸晚上失眠，服了一片医生开的舒乐安定（艾司唑仑）后，睡到第二天早上都不想起。你看，不腹泻了、退热了、能正常入睡，这些就是机体对药物的反应，这是第一层意义上的药物有效性，也是狭义的药物有效性。不过，有些药物的有效性可不像上面几种药物一样表现得那么明显和直接。大多数治疗慢性病和老年退行性疾病的药物，比如降压药、降脂药、降糖药以及治疗骨质疏松的药物等，对器官和机体有一种调节和保护的作用，显效缓慢，除了从检测指标可以观察到一些变化外，一般不容易被机体感受到，其作用和疗效表现在健康状况和生活质量的改善以及人均寿命的延长上。

第二层意义

除了上面这些药物有效性的正面案例，我们再举几个例子，把思路再拓展一些。例如，降压药米诺地尔有强力扩张外周血管的作用，对治疗高血压有很好的效果。但很多人发现，使用该药一段时间以后，毛发开始增生，女人长起了胡子。不过药学家利用这个副作用开发了一种外用药水和凝胶，用来治疗男性斑秃。又如，阿托品注射对缓解胆绞痛有很好的疗效，但有造成瞳孔扩大、视物模糊等副作用。于是有人另辟蹊径，把阿托品制成眼药水用于散瞳检查眼底和治疗近视。再如，近些年糖尿病发病率大增，很多糖尿病患者服用二甲双胍一段时间后，发现体重下降了。这让一些既有糖尿病又有肥胖症的患者喜出望外，降糖的同时减肥，一箭双雕啊！于是有些没有糖尿病但有肥胖症的患者尝试用二甲双胍减肥（这当然不可取，属于说明书外用药，我会在后面的章节讲解）。

你看，上面这些药物的副作用（不良反应）却有助于治疗其他疾病（脱发、近视、肥胖），变成了新的治疗手段。这就是药物有效性的第二层含义，是药物有效性的拓展。同时这不禁促使我们思考，是不是只要药物或者暂时还不是药物的物质能与人体发生相互作用，就有可能成为有效的药物呢？沿着这个思路，我们继续分析药物的有效性。

第三层意义

在很多情况下，自然界或人工合成的物质，比如箭毒、蛇毒、砒霜，它们和人体有强烈的相互作用，都是性质剧烈的毒物，但它们能作为药物吗？它们有效吗？其实，在发现这些物质的剧烈毒性时，我们并不知道答案。南美印第安人把葛藤科植物的浸出液（箭毒）涂抹在箭头上射杀猎物，猎物中箭后不久就躺在地上再也跑不动了。后来人们才认识到这是箭毒强烈的肌肉麻痹作用让动物瘫痪甚至发生呼吸抑制而死亡。1879 年 R. 伯姆首次提纯了筒箭毒碱，用作术前松弛肌肉，让病人不动，开放创口，有利于手术进行。蛇毒就更剧烈了，蝮蛇咬人一次排毒量只有 25 毫克（干燥物计），却足以致命！但人们发现蛇毒有抗血栓的作用，可以用于治疗血栓栓塞性疾病。至于毒物砒霜，也就是三氧化二砷，潘金莲就是用它毒死了武大郎。但自从发现了三氧化二砷干扰细胞代谢过程中巯基酶的活性以后，人们便把这种毒物变成了药物，用来治疗急性早幼粒细胞白血病和原发性肝癌。你看，当人们把物质（毒物）与机体强烈的相互作用用在适当的地方，物质（毒物）便成了药物。可见，与机体强烈的相互作用才是药物有效性的本质属性。

第四层意义

我们再从另一个角度看药物的有效性。先说个故事。1734 年，在开往格陵兰的海船上，有一位船员得了严重的坏血病，当时不知道这种病的发病原因，更无药可医，其他船员只好把他抛弃在一个荒岛上。他苏醒过来后，用野草充饥，几天后他的坏血病竟不治而愈了。而诸如此类的坏血病，在那个大航海时代曾夺去了几十万水手的生命。当时英国海军将领约翰·霍金斯发现长期航海时海员发生坏血病的概率和只吃干粮的时间成正比。如果他们能够吃到新鲜食物，包括柑橘类水果，就会迅速复原。1747 年，英国海军医官詹姆斯·林德①在远航船上做了一个很著名的实验，在 12 位患严重坏血病的海员中，其中两位每天各吃两个橘子和一个柠檬，两位喝苹果汁，其他几位喝稀硫酸、酸醋、海水或人们认为可治坏血病的药物。6 天之后，只有吃柑橘和柠檬的两人明显好转，喝苹果汁的两人也有康复的迹象，而其他人病情依旧。林德通过研究，最后发现了柑橘里的维生素C，它因此成了药物。而坏血病的发病原因也被找到，即体内缺乏维生素C。

这个故事从另一个侧面提示我们，人体内若缺乏某种物质，机体便不能进行正常的新陈代谢，从而出现这样或那样的疾病。可见，药物（物质）的有效性也体现在维持机体正常运转、代谢的功能上。

因此，药物（物质）有效性最本质的意义，就是生命系统对进入其体内的外界物质的反应程度，如果该反应强烈到一定的程度，就可能成为我们治疗疾病或维持机体正常功能的药物。这就是最底层意义上的药物（物质）的"有效性"。

---

① 詹姆斯·林德（1716—1794 年）：英国皇家海军外科医生，统计学家，英格兰卫生学的创始人，发起利用柑橘类水果和新鲜蔬菜治疗和预防坏血病，并进行首次临床试验与控制试验组数据比较分析治疗坏血病，影响了预防医学和营养学的发展。

药物有效性的"量"

上文说的有效性是一个"质"的概念，这个"质"体现在药物是"有效"还是"无效"。但药物的有效性还有"量"的区别。

强与弱

药物的作用越强，则表示药物越有效，有效性的强弱就是机体对单位剂量药物的反应强度。有的药物药效很强，几毫克、几微克甚至几纳克就能引发强烈的药理效应，比如前面说到的简箭毒碱，其成人剂量静脉注射每次只需 6~9 毫克。有的药物的药效相对就弱一些，比如维生素C，其治疗剂量一般每日至少需 300 毫克。不过，在不同药物和不同治疗目的之间比较药效强弱是没有价值的，只有在同类药物和相同治疗目的之间比较才是有价值的。比如在糖皮质激素中，从氢化可的松到泼尼松龙再到地塞米松，有效性递增。同一个人基于同一个治疗目的，用氢化可的松需要 20 毫克，用泼尼松龙只需要 5 毫克，而用地塞米松仅仅 0.75 毫克就够了。可见，同是糖皮质激素，地塞米松的药效比泼尼松龙和氢化可的松要强得多。

说到这儿，你是不是觉得效力最强大的药就是最好的药呢？其实不是的，药效强大固然很好，但"杀鸡焉用牛刀"，还要看这种药的安全性如何。医生和药师会根据疾病情况选择最适合的药物进行治疗。

给大家举个例子，在疼痛治疗领域有个"三阶梯镇痛原则"。第一个阶梯的代表性药物是对乙酰氨基酚和布洛芬，这两个药对轻度疼痛有很好的镇痛效果，不良反应较小；第二阶梯的代表性药物是曲马多，对中重度疼痛效果明显，但药物不良反应稍大；第三阶梯的代表性药物是吗啡，这就是镇痛领域的"牛刀"了。吗啡镇痛作用强大，但有成瘾性，药物不良反应也比较多。三阶梯药物对疼痛都有效，但作用有强弱之分，在轻度和中度疼痛时我们选择第一阶梯的对乙酰氨基酚或布洛芬类的药就够了，对于中度或中重度疼痛我们可以选择曲马多，只有重度疼痛时，才考虑使用吗啡类镇痛药。

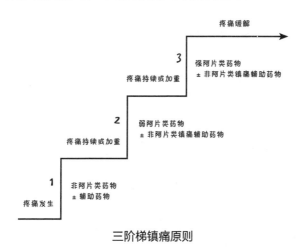

三阶梯镇痛原则

既然有效性有强弱之分，那么如何表示有效性的程度呢？就用半数有效量（ED50）。半数有效量是指在药物有效性实验中，能引起50%实验动物发生阳性反应（比如睡眠、麻醉、炎症消失等）的最小剂量，这个剂量越小，表示这个药物就越有效。比如A药的半数有效量是10毫克，而B药的半数有效量是1毫克，显然，B药的作用是A药的10倍。

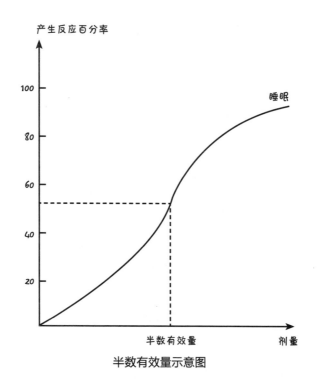

半数有效量示意图

快与慢

有效性不但有强弱之分，还有快慢之分。比如抗酸药碳酸氢钠，口服 10 分钟后就能发挥作用，而碳酸钙则至少要半小时后才起效。又如抗凝血药肝素，给药后很快就发挥抗凝血作用，而华法林则要 18 个小时以后才能发挥作用。这当然和它们的化学性质以及作用机制有关。但从不同的治疗目的来说，快与慢各有各的用处。比如青霉素钠和苄星青霉素同是青霉素，前者用于严重的急性感染，而后者起效相对较慢但维持时间较长，可以用于预防风湿性心脏病和细菌感染。

长与短

除了快慢，有效性还有维持时间长短之分，这就是药物的半衰期。所谓药物的半衰期，就是药物进入人体之后，被代谢过程消除一半的时间。半衰期长，药物疗效维持的时间就长，反之就短。举个例子，青霉素的半衰期只有 0.5 小时，要维持较高的血药浓度，就需要每天多次给药，而阿奇霉素的半衰期是 11 个小时，因此每天给一次药就够了。那么是不是半衰期越长的药就越好呢？其实也不尽然。在某些情况下，我们需要一些短半衰期的药。比如医生要给病人做血管造影，为了让显影更清晰，医生需要把一种叫作造影剂的药物注入人体。但拍摄完了，造影剂也就没用了，我们显然希望造影剂在体内停留的时间短一些，减少药物的蓄积和药品不良反应[①]。

在不断试错中进化

关于药物的有效性我们说了这么多，那么我们怎么去判断或验证它呢？上一节我们说过，原始人类在与疾病和伤痛的抗争中不断用自己的身体去"试错"，去从自然界的植物、动物和矿物中寻找有效的药物。其实一直到近代，这种方法也没有根本性的改变。

1839 年，现代麻醉药还没问世。乙醚的发现者之一威廉·汤姆

---

① 药品不良反应：根据《药品不良反应报告和监测管理办法》的规定，"药品不良反应是指合格药品在正常用法用量下出现的与用药目的无关的有害反应"。

斯·格林·莫顿[1]为了证实乙醚的麻醉效果，决定在自己身上进行试验。他用表计算时间，然后用手帕蘸上乙醚用鼻子吸入，几秒钟后他便失去了知觉，当他醒过来时，已过了 8 分钟，这下莫顿心里有数了！从这以后，莫顿才开始在病人身上进行试验。1846 年 10 月 16 日，莫顿和瓦伦医生成功地合作完成了世界上第一例乙醚麻醉无痛肿瘤切除手术。人们就是用这种试验方法检验药物的有效性，这无疑既不安全又不可靠。那么，究竟用什么方法才能真正证明药物的有效性呢？

最早提出系统验证药物疗效的方法的就是英国海军医官詹姆斯·林德。他在远航船上进行的"柑橘试验"让医药学摆脱了个体经验的局限和束缚，使医药学走进了科学验证时代。以现代的观点来看，林德的试验方法虽然还很粗糙，但体现了几个重要的原则。

（1）大样本。样本数足够大，才能排除个体差异导致的意外。比如要检验一种药是不是可以让人长高，如果只找一个人来试用，而这个人碰巧是发育之前的姚明，这样的试验结果就会让我们得出错误结论。现在药物临床试验还要求多中心，就是研究要在多个不同的研究中心同时进行，最后汇总数据，以纠正研究和试验的偏差。

（2）随机分组。坚持样本分组选择的随机性。就是说，不能只挑选具备某种特质的试验对象。比如，如果要检验一种药是不是能让人有力气，然后选来做试验的人全都是运动员，这样的试验就毫无意义了。

---

[1]　威廉·汤姆斯·格林·莫顿（1819—1868 年）：美国牙医，麻醉剂的发明者，是把麻醉应用于外科的主要人物。在麦克·哈特所著《影响人类历史进程的 100 名人排行榜》中，莫顿被排在 56 位。

（3）设对照组。在其他条件尽量对等的情况下，如性别、年龄、生活习惯、饮食等，试验组用某种药，而对照组使用安慰剂，然后对比结果。

（4）指标量化。测试的标准必须是可以测量的。比如坏血病的诊断标准应该包括牙龈肿胀和出血程度以及体重减轻程度等，这些都应该量化。量化的检验才可能提供可靠的结论。不可量化的指标，比如"皮肤显得更年轻了"，或许能观察出来，但是得不出科学的结论。

（5）可重复性。真正科学的结论，最根本的特征就是可以重复。如果用一种验证方法得到了阳性结果，那么别人照着这种方法再做一遍，应该也能得出同样的结果。

限于当时的认知水平，林德的试验只是一种初步的探索，以现在的标准来看，还不精密和完善，比如林德的研究不是双盲①的，试验设计、给药和临床观察都是由他一个人做。但这种以系统、科学的方法来验证药效的思路，启发了后人，于是后来的科学家完善了这些验证原则，使得药效验证方法越来越可靠，现在随机对照、双盲、大样本、多中心的方法已经成为药物临床研究的标准。

有效性研究是典型的实验科学，而实验科学必须能够证实和证伪。证实与证伪具有客观可重复性和逻辑一致性两个特点。从实验室发现一种新的化合物，提出其对某种疾病可能有治疗价值的设想（假说），到动物实验，再到随机对照临床研究，这一系列环节就是不断证实和证伪的科学研究过程。没有经过这个科学研究过程的药物都不

---

① 　双盲：是指在实验过程中，测验者与被测者都不知道被测者属于实验组或对照组，分析者在分析资料时，通常也不知道正在分析的资料属于哪一组。

是现代意义上的新药。

不过，只有科学的方法，没有有效的监管，药物的有效性依然得不到保证。20世纪中叶，美国食品药品监督管理局的药品审批制度还不健全，有很多"新药"都是制药商随便配个方子，压个片子，就交给医生："嘿，哥们儿，这是我的××药，可以治疗××病，你帮我找几个病人试一试。"很多"新药"就这样出笼了。当时著名的药理学家路易丝·拉萨尼亚在国会做证时说："如果不经过美国食品药品监督管理局的法规审查，就允许把实验性药物直接用在病人身上，这简直令人发指，这完全是把人当作实验动物！而制药商这么做的目的，仅仅是为了省下在动物身上检测毒性而花费的那几个钱和那点儿时间。"有良知学者的批评和"反应停"事件的教训，美国食品药品监督管理局不断完善新药审批制度，指导厂商实施新药临床试验，同时撤销了"生物黄酮素"和组合抗菌类药物等一大批临床无效的药物，净化了医药市场。

但是到了21世纪，这个全世界都认可的科学临床验证和有效监管的制度又受到了挑战。有一位有权势又有争议的人想否定这个标准，这个人就是美国前任总统特朗普。2017年，特朗普召集美国制药业巨头开了个会，表示要简化美国食品药品监督管理局的监管程序。他说："药物的有效性可以交给市场和患者来验证，而不是在临床试验上浪费大把时间和金钱。"不过，当时美国制药业的大佬并不买他的账，阿里拉姆制药公司的约翰·马拉加诺就说："消费者可以通过品尝可口可乐和百事可乐来决定他们喜欢的类型，但是我们卖的不是可乐，我们生产的是救命药。"这句话道出了药品和普通商品的本质区别，就是药物必须有效，关键时能救命。

可见，在现代社会中，药物的有效性必须经过严格的验证，经过国家的审批，才能推向市场。科学的验证方法和有效的监管是药物上市的双保险。

小结

1　药物的自然属性中最重要的是"有效性"。狭义的有效性是针对治疗目的，我们观察到的机体对药物的反应；而有效性的本质意义，是指生命系统对进入其体内的外界物质的反应。如果该反应强烈到一定的程度，我们就可能将其开发成药物。人类主要是靠科学的观察确定药物的有效性。

2　有效性有强弱、快慢、维持时间长短之分。但从治疗目的来说，无论药效强与弱、快与慢、维持时间长与短，各有各的好处，也各有各的用处。

3　随机对照、双盲、大样本、多中心是药物有效性研究的标准。在现代社会中，药物的有效性必须经过科学的验证，经过国家严格的监管、审批，才能推向市场。

记住：
没有被科学证明其有效性的
"药物"不是药物。

了解药物的第二属性：安全性

在上一节中我们谈到了药物的有效性。这里我们聊聊药物的另外一个重要的自然属性——安全性，以及如何科学评价和控制药物的安全性。当然，药物的安全性还应该包括使用方法的安全，这个问题我们放到后面去讲，这里我们只谈药物自然属性上的安全性。

有不良反应的药就不安全吗？

说起药物的安全性，大家一定会联想起咱们老百姓常说的一句话：是药三分毒。没错，只要是药，就有副作用，准确地说是不良反应，说严重点儿就是毒性。虽然药物在大多数情况下都能"治病"，但在极少的时候也能"致命"。疗效再好的药如果不良反应很多而且难以预判，就不安全，也没人敢用。因此，"好药"必须是安全的药，药物的不良反应较少，且可以预判、可以控制。咱们先来看一个案例。

大约 15 年前，美国默沙东公司碰到了一个颇为棘手的官司。美国得克萨斯州地方法院开庭审理全美首起"万络"（罗非昔布）人身伤害诉讼案。一名患者服用了默沙东公司生产的镇痛药"万络"，半年后突发心脏病而猝死，患者遗孀因此将这个世界制药业巨头告上法庭。这究竟是怎么回事呢？原来，默沙东公司针对阿司匹林等镇痛药可能导致消化性溃疡的不良反应，研发了全球首类依据特异性抑制剂理论的新型镇痛药。该药在上市之初，获得全球医药市场的一片叫好声，这种叫"万络"的新药被誉为"超级阿司匹林"，在全球 82 个国家获准，一年给默沙东公司带来 25 亿美元的收入。我国也在 2001 年批准该药上市。

但不幸的是，没过多久，世界各地不断出现该药造成严重心血管事件的报道。而默沙东公司自己掏钱做的一项实验更是"搬起石头砸自己的脚"，这个实验原本是为了增加万络的适应证，以便扩大市场，没想到实验结果证明该药造成严重心血管事件的比例是安慰剂的 3 倍！

在这样的"内外夹攻"之下，默沙东公司无法应对，于是主动宣布将万络撤市。在上面那个案子中默沙东公司赔了 2.53 亿美元，专家估计万络造成的所有严重心血管不良事件可能导致默沙东公司承受 180 亿美元的巨额诉讼赔偿！

除了这个不良反应事件，你或许还听说过 20 世纪五六十年代的"反应停"（沙利度胺）事件。当时服用反应停的怀孕妇女产下的婴儿很多患有海豹肢症，很像海豹的形态，所以又叫"海豹儿"。

大约 10 年前，我参加新加坡药学年会，曾见过一位成年的"海豹儿"。当时我们国内参会的一行人刚刚走进会议大厅，正不知所措地准备找座位，这时款款走来一位温文尔雅的女士，个子不高，皮肤白皙，热情地问我们是否需要帮助。我注意到她身着一件十分合体的绸制衬衫，但两袖空空！这位女士把我们指引到了座位附近，我一边说着"谢谢"一边伸出手，但突然意识到什么，又马上把手缩回。稍后我向新加坡同行问起此事，得知这位女士正是当年反应停事件的"海豹儿"受害者。正因为受到药物不良反应的严重伤害，她成为新加坡药学会的志愿者，经常参加学会活动，免费为药学会提供服务。这位风姿绰约、"两袖清风"的女士让我肃然起敬，给我留下了极深的印象。

"海豹儿"用药安全事故发生之后，人类开始对药物安全性有了更加深刻的认知。人们开始反思，究竟是什么原因导致了这样严重的药物不良反应。现实中的答案很多，当时欧洲对药品上市的监管不严也许是最重要的原因。不过我们知道，药物不良反应是药物的自然属性。但问题来了，药物为什么会有不良反应？

为帮助大家理解药物不良反应，我给大家举个例子。我们知道打猎要用猎枪，而有种猎枪叫"霰弹枪"，一枪打出去，子弹会炸成很多个小钢珠，弹着点不是一个点，而是一片。这样的子弹命中猎物的概率就大很多。咱们说的药物就像这种子弹。猎人瞄准的是猎物的胸部，可一枪打出去，猎物胸部中弹，腿也中弹，屁股也挨了一枪。这里猎物的胸部就好比是药物的"治疗作用"，而猎物的腿、屁股挨枪就像药物的"不良反应"。

比如阿托品这种药，根据受体学说，阿托品能抑制体内一个叫作乙酰胆碱的受体，从而解除胆囊因乙酰胆碱受体兴奋、痉挛引起的疼痛。可是乙酰胆碱在体内好多地方都有分布，皮肤、心脏、胆囊、唾液腺、眼睛……当医生给你注射阿托品后，你的胆囊不疼了，可你面色潮红、口干舌燥、什么东西也看不清了，过了好久才缓过劲儿来。后面这些症状就是阿托品的不良反应。因"霰弹枪"原理造成的药物不良反应称为药物副作用，一般来说，药物副作用是可以预知的。药物副作用还有红霉素造成的腹泻和胃肠道不适，吗啡造成的便秘和呼吸抑制作用，阿司匹林等非甾体抗炎药造成的消化性溃疡等。大家都知道传统的抗肿瘤药副作用很大，会造成患者恶心、呕吐、白细胞降低、脱发等，这也是因为药物在杀伤肿瘤细胞的同时不加区分地杀伤了人体正常细胞。这些都是药物作用机制本身可能对机体产生的副作用。中国有句老话，"明枪易躲，暗箭难防"。如果事先从作用机理上了解了这些副作用，就容易做好预防，因此药物副作用一般都不严重，可以耐受或克服。

不过，还有一些药物不良反应不能用"霰弹枪"效应去解释，比如药物过敏反应、致畸、致癌、致突变和特异质反应[①]等，这些不良反应发生的概率较低或极低，但很难预测。如果说"霰弹枪"属于"明枪"，这些就属于"暗箭"了。

既然"明枪易躲"，那么我们用什么办法去"躲"呢？早在20世纪初，德国科学家保罗·埃尔利希将理想的药物想象为"魔术子弹"，这种药物可准确作用于患部而对健康组织无损害。但现实告诉我们，

---

① 特异质反应：是由药物引起的一类遗传性异常反应，发生在有遗传性药物代谢和反应变异的个体身上。特异质反应属于药物不良反应的一类，是少数遗传缺陷者由于缺少特定的生化物质而造成的药物异常反应，不同于变态反应。

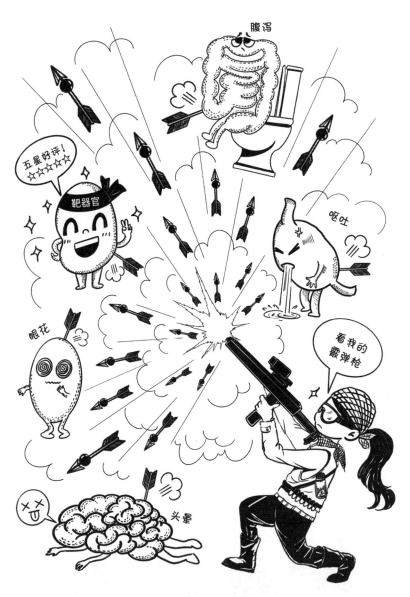

药物副作用的"霰弹枪"原理

这种"魔术子弹"并不存在。

随着科学技术的发展，现代医药学对疾病的病因有了更加深刻的认识，也出现了更多"靶向性"更强的药物。比如新型抗肿瘤药物美罗华（利妥昔单抗）、格列卫（甲磺酸伊马替尼）等，都是新型"靶向制剂"。顾名思义，"靶向"就是我们通常所说的"精确制导"，我们把药物安装上这个"精确制导"系统，让药物"瞄准"并准确到达治疗"靶位"，这就会大大减小药物对其他组织细胞的伤害。"精确制导"的靶向药物提高了疗效，大大减少了药物不良反应，但还不是理想中的"魔术子弹"。目前人类的药物研发能力和水平仍然有限，研发的大多数药物还是"霰弹枪"，就算是"精确制导"型的药物也还不能完全避免药物不良反应。例如，伊马替尼和吉非替尼都有腹泻、皮疹等常见不良反应，严重的偶有血细胞降低、间质性肺炎和肝损伤等。

其实，我们也可以跳出药学的圈子去理解药物不良反应。人类赖以生存的自然界是万物平衡、相互制约的系统。这个系统具有两重性，阴与阳、正与反、白天与黑夜、创造与破坏……还有孙悟空的金箍棒和紧箍咒，金箍棒横扫一切妖魔鬼怪，紧箍咒制止他"犯上作乱"。你看，一切事物都是对立而统一的，一切"干预"都会被调节，调节的本质是生物世界两重性的相互作用，而药物的两重性就是有效性和安全性，不良反应是对人类使用药物的控制和警告。人类必须恰当地、正确地使用药物，才能控制和防止不良反应对人类造成的伤害。如果从这个角度去理解药物的安全性，我们也许会坦然一些。

广告宣称的"无任何副作用"可信吗？

明白了什么是药物的安全性，那么如何评价药物的安全性呢？

我先说一个最直观的指标，就是最小致死量，在动物实验中叫半数致死量（LD50）。所谓半数致死量，是指药物安全性（毒性）实验中能引起 50% 实验动物死亡的最小剂量。显然，这个数值越小，表示这个药物毒性越大，越不安全。比如大鼠口服砒霜的半数致死量为 15 毫克每千克，而强力杀鼠药溴鼠隆的半数致死量仅为 0.16 毫克每千克，其毒性是前者的近 100 倍。

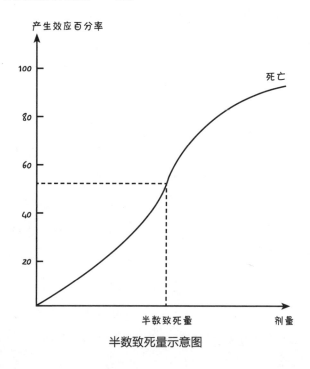

半数致死量示意图

对同一类药来说，显然，半数致死量越大，半数有效量越小，这个药越安全。这样我们就得出了第三个最重要的指标：治疗指数。那什么是治疗指数呢？治疗指数就是半数致死量和半数有效量之比。半数致死量越大，半数有效量越小，治疗指数就越大，药物越安全。比如，安定（地西泮）类药物的治疗指数就很大。一般人吃一片甚至半片舒乐安定（艾司唑仑）就能有安眠作用。而早年我有个同事因为失恋，吃了几十片安定，沉沉地睡了3天（医学监护下），最后也醒来了！而同样治疗失眠的药物巴比妥类的治疗指数就较小，不安全，所以这类药已经不用于治疗失眠了。治疗指数有时也用治疗窗的概念来表达。

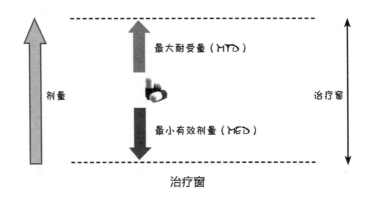

治疗窗

所谓治疗窗，也就是最小有效剂量和最大耐受剂量之间的剂量范围。但无论是治疗指数还是治疗窗，都只能用于同一类药物之间安全性的比较，评价不同的药不能用同一个治疗指数。当然，这些指标是不会写在药品说明书上的，用药时还是要遵从医嘱，有问题可以请教药师。

　　说完了这些科学道理，我们再来纠正一个错误的认知。有些人，尤其是老年人，看到药物说明书中不良反应的条目较多时就很紧张，甚至看到一种普通的感冒药或者抗生素都可能发生肝肾损伤或者血液系统疾病时也觉得恐慌，不敢服用。其实一般常用药的这些不良反应发生率都非常低，甚至低于 1% 或 0.1%。药品说明书中不良反应条目很多，一方面说明该药可能确实有较多的不良反应，另一方面也说明该药进行的临床研究规范而严格，体现了对患者知情权的重视与尊重。我们了解了这些不良反应就能趋利避害，正确、合理地使用药物。因此，药品说明书中不良反应的多少并不代表该药疗效的优劣和安全性的高低。反而某些广告宣称该药品"无任何副作用"，药品说明书呈"三无"状态，即显示无不良反应、无禁忌证、无注意事项，这样的药品才是不可信的。

黑框警告

　　药物的安全性是一个统计学上的概念。一种安全性很高的药物哪怕只在极少数人身上引发特异质反应，那它对这个人来说，就是不安全的；反之，一种在极少数人身上引发严重不良反应的药物，对大多数人却是安全的。

　　比如沙利度胺对妊娠早期的胎儿有较强的致畸作用，但在其他情况下应用是比较安全的，至今仍用于类风湿性关节炎和肿瘤的辅助治疗。而至于维生素 B_1，人们可能认为它是一种挺安全的药，可使用 B_1 注射给药时，极少数患者会发生过敏反应，甚至发生过敏性休克。你看，它是不是也有极大的安全性风险？所以，药物的安全性是一个统计学的概念。

相对性

药物的安全性是一个相对的概念；没有绝对不安全的药物，更没有绝对安全的药物。相对性与治疗目的相关。凡是和治疗目的无关的、有害的反应就是药物不良反应。可有时候一种药的不良反应（在有些情况下是毒性）会被人们利用，成为有其他治疗作用的药物。

比如大家熟知的"伟哥"（西地那非），人们本来研究它是用来治疗心血管疾病，可是科学家发现这种药对心血管疾病并没有什么疗效。就在研究者为实验失败而特别沮丧的时候，意外发现很多男性受试者在实验失败后不愿交出剩余的药物，甚至向医生索要更多的药物。这是怎么回事呢？原来，参与实验的男性患者发现这种药物有一种奇妙的"不良反应"，这种"不良反应"可以让阴茎迅速勃起，改善性生活。由于勃起功能障碍是一种常见疾病，并且没有很好的治疗办法，因此研究者如同发现了新大陆，马上调转方向，开始就西地那非对阴茎海绵体平滑肌的作用展开研究，新的实验大获成功。1998年西地那非成为美国首个口服治疗勃起功能障碍的药物，随后，"伟哥"享誉全球。

由此看来，药物不良反应并不完全是有害的、一无是处的存在。就像洪水一样，人们恰当地加以利用，就可以灌溉农田、可以发电，不安全可以转化为安全，可以变害为利，为人类造福。

动态性

药物的安全性也是一个动态的概念，这是从人类对药物安全性的认识程度和认识水平的角度来讲的。在药品临床研究阶段，从I期到Ⅲ期临床试验，病例数加起来不过几百上千例。由于病例数有限，很多药物不良反应不能被发现，因此人们对其安全性的认识是非常有限的。而药品上市后，随着使用人群的扩大，其未知的不良反应可能逐渐被发现。如果发现某药物有严重的不良反应，其安全性就大打折扣，甚至有撤市的可能。因此，药物的安全性是动态的，在今天看来是安全的药物，明天就有可能被宣布为不安全的药物。

美国食品药品监督管理局最早采取的上市药物动态监测措施是发布黑框警告。黑框警告中发布的安全性信息是该药物说明书中原来没有的，是药物在上市后的临床使用过程中被发现的严重不良反应和用药风险，美国食品药品监督管理局就要求制药公司把它加印在说明书的最前端，用加粗加黑的边框来显示。黑框警告是对上市药物采取的一种最严重的风险警告，旨在提醒医师和患者在药品使用过程中注意潜在的重大安全性问题，以便正确评估治疗效果与可能出现的风险。黑框警告的信息源自多个渠道，包括药物临床研究、上市后临床研究和临床观察、患者的自发报告、不良反应监测系统等。

全球专业的药物市场预测公司"Evaluate Pharma"发布的报告《EP Vantage 2018 Preview》，对2018年全球10种畅销药物进行了预测。通过调研，发现其中有8种药物说明书被加上了黑框警告。但加上黑框警告，并不意味着该药物被"打入冷宫"，而是为了提醒医师和患者在合适的人群中用合适的方法使用药物，严格按照推荐的用法用量来用药，避免超范围超剂量用药。塞来昔布就是一个典型的例子，这样的药物还有很多。

药物的安全性是我们评价药物的一条底线，再有效的药物一旦越过这条底线一定会被淘汰。

小结

1 药物，一般都会有不良反应；药物的有效性和安全性就像一枚硬币的两面，都是药物"与生俱来"的自然属性。

2 治疗窗和治疗指数是评价药物安全性的客观指标；药物安全性是相对的，没有绝对不安全的药物，更没有绝对安全的药物；而某些药物的副作用甚至可以被我们利用，开发成有效的治疗药物。药物安全性又是动态的，需要在长期临床使用中进行观察和评价，一旦发现有严重不良反应，就可能被淘汰。

3 药物安全性与药物有效性一样，是个统计学上的概念。由于人的个体差异，对大多数人都十分安全的药物可能对极少数人有严重的不良反应；反之也一样，一个在极少数人身上可能发生严重不良反应的药物对大多数人却是安全的。

对药物来说，
安全性是"1"，有效性是"1"
后面的"0"。

从药物到药品：
自然属性与社会属性的结合

前面几节说的都是药物，这节讲讲药品。我想在大多数人的认知里，药物和药品可能是一码事。但不知道你是否遇到或听说这些情况：看病时，医生问你要进口药还是国产药；孩子用的药没有，医生给孩子开了大人的药，让孩子吃 1/4 片；听同事说他妈妈需要一种药，但跑遍全市医院都没有，他都快急死了；同样一种药，在医院和药店的价格不一样。还有，你听说过慈善赠药吗？就是专利高价药用了一定的疗程之后，厂商免费给患者赠药。上面说的这些都是"药品"的问题，都涉及药品的社会属性，和前几节说的"药物"可不一样。那么，这"葫芦里卖的究竟是什么药"呢？在这一节我就和你聊聊这些内容。

药品和药物是一码事吗？

前面讲了药物，那么"药品"和"药物"有什么不同？通俗地说，药品就是产品化的药物，所谓产品化，就是药物经研发、审批和上市成为商品的过程。长在地里的中药材可以叫药物，但它经过炮制加工成饮片且检验合格上市后才是药品，这就是药物与药品的区别。

实验室中的药物获得了国家药品监督管理部门颁发的"许可证"（包括批准文号），才具有了法律上的属性，才成为药品。这个法律上的属性包括：药品法定的名称，批准文号，具体的规格，明确的治疗用途，以及具体的使用方法和使用期限。在说明书上还必须载明药品的不良反应和注意事项等。

既然药品是产品化的药物，药品就具有普通产品的社会属性（包括商品属性），这是药品与药物的根本区别。不过人们在平时的交流中，一般并不严格区分药物和药品。药品的社会属性表示药品是有价值的，可以流通买卖的，有一定的公共产品和社会福利的性质。

2.5 亿河盲症患者的福音

药品最重要的社会属性是它的可及性。那么，什么是药品的可及性？为了说清楚这个问题，我们看看下面这个例子。

20 世纪 70 年代，日本科学家大村智教授在土壤中发现了一种新型链霉菌，在默克药物实验室的协助下，大村智与致力于寄生虫研究的美国科学家威廉·坎贝尔教授一起，通过深入研究，开发出了一种广谱抗寄生虫药物——伊维菌素。这种药对大多数寄生虫都有非常好的疗效，开始是作为兽用药上市。后来人们逐渐发现，伊维菌素对人体内寄生虫也有明显的疗效，于是默沙东公司又推出了伊维菌素的人用剂型。

　　当时，在撒哈拉沙漠以南的30多个非洲国家流行着一种可怕的寄生虫（盘尾丝虫）病——河盲症[①]。这种病多发于靠河边居住的原住民，大多数患者成年后失明，丧失生活和劳动能力。有170万~250万人感染，约80万人的视力受到严重影响。而在伊维菌素出现之前，医生对河盲症束手无策。

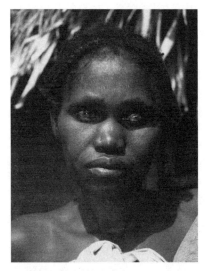

河盲症患者（图片来源：图虫创意）

————————

①　河盲症：又称"盘尾丝虫病"或"瞎眼丝虫病"，是盘尾丝虫寄生于人体皮肤、皮下组织和眼部所致，临床表现主要有苔藓样皮炎、皮下结节和视力障碍，广泛流行于非洲和热带美洲，在流行区可造成5%~20%的成人失明，传播媒介为蚋。

伊维菌素对盘尾丝虫蚴有强大的杀灭作用，是河盲症非常有效的治疗药物。但不幸的是，河盲症的高发地区都极其贫困，不用说伊维菌素，就算是救命药，哪怕定价再低，那儿的人也买不起。所以，病人是否用得上、用得起该用的药品，就是药品的可及性，也是药品不同于其他商品的特殊社会属性。电视机是商品，买不起可以不看；洗衣机是商品，买不起可以不用。但药品关乎人的健康与生命甚至人类的繁衍，因此是人类不可或缺的商品。药品的可及性成为全社会十分关注并着力解决的问题。我们接着看这个案例的发展。

一方面大量的人患病，另一方面这些患者又完全用不起药，这可怎么办？极力推动此事发展的坎贝尔就向时任默沙东公司首席执行官的罗伊·瓦格洛斯博士说出了自己的焦虑。经过一番思考，罗伊博士决定默沙东公司承担全部研发费用和生产成本，同时郑重承诺默沙东公司免费提供伊维菌素给所有地区有需要的人。就这样，默沙东公司捐赠了大批伊维菌素，并与世界卫生组织、世界银行和非政府组织建立合作关系，全力支持药品分发及运送的工作，这个项目持续了28年之久。

就这样，伊维菌素先后救治了发病区2.5亿多患者。这可以说是用牛痘疫苗消灭了天花之后，人类医药史上又一个伟大的成就。附带说一下，因为一起发明了伊维菌素，威廉·坎贝尔和大村智获得了2015年诺贝尔生理学或医学奖。

生命与健康是人最基本的权利，因此药品最重要的特征就是药品的可及性。默沙东公司正是依据这一理念，用捐助的形式帮助非洲穷苦患者战胜病魔。其实多年前，默沙东公司总裁乔治·W.默克就说过："我们应该记住，药品是用来救治病人的，我们更不能忘记，制药是为了人而不是为了利润，利润是随之而来的。如果我们记住了这一点，利润就不会失约，我们记住的越多，它就来得越多。"默克的这段话从药品制造商的角度完美诠释了药品自然属性、商品属性和社会属性之间的关系。正是因为药品与人类生命和健康相关，药品才具有了可及性这样强烈的社会属性。

　　不过，从来没有"岁月静好"这回事，不是穷人病了都有药来治。有一部电影《达拉斯买家俱乐部》，讲述了根据罗恩·伍德鲁夫的真实经历改编的故事。罗恩·伍德鲁夫有一次头晕跌倒，被确诊为艾滋病晚期，并被告知只剩下 30 天的生命。入院治疗后他所服用的齐多夫定是当时美国食品药品监督管理局唯一批准的艾滋病治疗药物，但遗憾的是，该药让罗恩的病情恶化得更快。为了活下去，罗恩找到一位被吊销执照的医生，并从他那里得到一种鸡尾酒疗法的配方和药物，最后症状有所缓解。不但如此，罗恩甚至从墨西哥、日本、中国香港等地走私各种抗艾滋病药物。不少病友闻风找到罗恩，希望能用上鸡尾酒疗法和其他治疗药物。罗恩的行为打动了他的主治医生艾芙·塞克斯，在艾芙·塞克斯和罗恩的变性异装癖病友雷恩的帮助下，罗恩成立了"达拉斯买家俱乐部"，以收取会费的名义为俱乐部成员提供替代齐多夫定的药物和疗法。该俱乐部迅速走红，会员人数和药物需求大幅增长，这引起了美国食品药品监督管理局和制药商对罗恩的关注和多方阻挠。罗恩为此和美国食品药品监督管理局打起了官司，申述自己和艾滋病病友有获得有效治疗药物的权利。但是在制度面前，罗恩的官司没有任何悬念地输了。罗恩为自己争取了近 7 年的存活时间，并且因为罗恩及其病友的抗争，他们这个群体后来受到了社会的重视，获得了更多更廉价的治疗药品。

其实，新制度的确立总是慢于现实的。当制度与生命赛跑的时候，孰快孰慢就像那个伊索寓言所讲的：猎犬将一只兔子赶出了窝，但追了好久也追不到。牧羊人讥笑猎犬长得那么大还追不上一只小兔子。猎犬却说，兔子是为了生命在奔跑，而我追它不过是为了一顿饱餐。这个故事形象地说明了影片中制度与患者之间的关系，罗恩就是那只拼命奔跑的兔子，他为了生命去寻找药物，去进行坚韧的抗争。

两个故事讲完了，我们还是要把药品的可及性做进一步的解释。世界卫生组织指出了药品可及性的四个影响公众获得药品的要素，即药品的合理选择与使用，可以承受的药品价格，持续的资金支持，可靠的药品供应体系，并指出药品可及性是人能够以可以承担的价格，安全、实际地获得适当、高质量以及文化上可接受的药品，并方便地获得合理使用药品的相关信息。

为了实现药品的可及性，世界卫生组织和世界各国政府都做出了持续的努力，但药品毕竟是有价值的商品，药品可及性与商品属性之间，以及政府力量、资本力量和公众需求之间充满了各种利益权衡与博弈，最终的结果是各种利益之间的暂时平衡。

"用得起"和"用得上"

尽管默沙东公司几乎以一己之力解决了非洲河盲症流行区的用药问题，但那不过是个案。从普遍的意义上来说，让每个公民在需要的时候都用得上可靠、有效的药品，主要是国家的责任。比如我国给儿童免费接种一类疫苗，《艾滋病防治条例》规定向农村艾滋病患者和城镇经济困难的艾滋病患者免费提供治疗药品。为了保证公众能用上质量高、价格适宜的药品，国家对基本医疗保险药品目录中的药品实行政府定价或政府招标；对新型靶向抗肿瘤药和部分罕见病用药通过国家谈判来降低药品价格；在新冠肺炎疫情期间，国家免费为适宜人群接种疫苗，所有这些都是国家在药品可及性上发挥的无可替代的重要作用。

　　尽管国家在药品可及性上扮演着重要的角色，但药品毕竟是商品，是商品就有价值，就有价格的体现。人类通过"神农尝百草"寻找和发明药物的时代早已成为过去，进入 21 世纪，药物研发是一个高投入的、长期的创新过程，可以说每一种上市的新药都具有极高的科技含量。据统计，在美国一种新药上市，其研发投入成本高达10 亿~15 亿美元，一般至少需要 8~10 年时间。研发时间长、投入大，新药上市后厂商需要收回成本，赚取利润，还要从利润中拿出一部分进行再研发、再投入，保持市场竞争力。因此，新药刚上市难以实行地板价，但随着使用人群的增多，以及专利到期后相同的仿制药上市，药价可能逐步降低。

　　药品可及性是国家、厂商和使用者三方利益的平衡。只要三者达到良好的平衡，公众就能用上质优价廉的好药，厂商就能得到激励，从而源源不断地研发生产好药、新药来供患者使用。若是三者不平衡，要么厂商无利可图从而没有研发生产的积极性，要么药价太高影响可及性，患者有病用不起药。在全民医保体系下，国家是药品最大的支付方，因此国家在药品可及性博弈中成为最重要的一方。

　　为了实现三方的平衡，我国自20世纪80年代开始制定并逐步落实国家药物政策。国家药物政策的基本目标主要包括以下方面。（1）药物可供应性：凡是有防治疾病需要，不论何人、何时、何地都能及时购买到基本药物①。（2）药物可获得性：保证基本药物的品种、数量供应，保证提供准确、可靠的药品信息，对患者一视同仁。（3）保证向公众提供安全、有效、质量合格的药品。（4）促进合理用药。在此基础上，国家对涉及民生的基础用药制定了《基本药物目录》，以控制药价、明确使用规范、保证药品可及。

　　药品可及性不但涉及药品价格的问题，还与药品审批、药品监管等密切相关。比如20世纪七八十年代（正是《达拉斯买家俱乐部》故事发生的年代），美国食品药品监督管理局就遭到国会和社会舆论多方指责，他们批评美国食品药品监督管理局审评速度太慢，以致大批明明可以用上新药的患者丧失生命。而美国食品药品监督管理局也有苦难言，他们抱怨人手太少，并且缺乏资源。尽管如此，美国食品药品监督管理局还是在多方协调下提高了审评速度，让越来越多的新药尽快惠及民众，其中的原因包括采用了一些新的审评和监管模式，比如平行审评和同情用药。

　　平行审评就是让多个审评步骤平行进行，以加快审评速度，让好的新药尽快上市，惠及患者。而同情用药则是在药品的临床研究阶

① 基本药物：是指适应基本医疗卫生需求、剂型适宜、价格合理，能够保障供应，公众可公平获得的药物，是那些满足人群卫生保健要求的药品。设定基本药物目录是发展中国家重要的药物政策。

段，让患有重病、无药可用的患者使用没有被批准上市的药物。由于这些药物还处于试验阶段，有效性和安全性不明确，这种不确定性可能给患者带来风险，因此同情用药的限定范围是重病、没有其他诊治方法也无法参加临床试验的患者。比如在新冠肺炎疫情初期，瑞德西韦尚在临床研究阶段，就有新冠肺炎患者申请同情用药。由于同情用药涉及未上市药物，因此需要医生向相关药企申请供药。美国同情用药需要美国食品药品监督管理局同意，欧美同情用药的模式也是经过多次讨论才逐步建立的，总体趋势是放宽要求。平行审评是加快药品上市速度的举措，而同情用药则是对无药可用的患者"网开一面"，二者都是为了提高药品的可及性。

我国于 2019 年 8 月新修订的《药品管理法》第二十三条规定：对正在开展临床试验的用于治疗严重危及生命且尚无有效治疗手段的疾病的药物，经医学观察可能获益，并且符合伦理原则的，经审查、知情同意后可以在开展临床试验的机构内用于其他病情相同的用户。由此看来，我国药监机构也采取了国际通行做法，努力采取措施提高药品的可及性。

国家提高药品可及性的举措除了上述几种以外，还有一种更为激烈且颇具争议的做法，这就是专利强制许可制度（以下简称"强仿制度"，我们在后面讨论）。强仿制度看似提高了药品的可及性，维护了贫穷患者的利益，但从长远来看，它可能夺走所有患者的"救命稻草"。如果直接挥动"强仿"这把"刀"，斩断的可能是未来很多人的命脉！正是基于这样的利害权衡，我国在"非典"（非典型肺炎）期间，当有人提出希望国家批准企业对达菲（磷酸奥司他韦）的强制许可请求时，专利部门权衡各种因素后并没有启动强仿制度，而是通过谈判让罗氏公司把这种药的生产授权给了国内两家企业。这样在保护药品专利权的同时，通过其他的手段达到了最终目的。不仅如此，我国政府近年来还多次通过国家谈判，与世界制药巨头协商降低药品价格，同时把更多重要、有效的药品纳入医保报销范围，从而惠及更多患者。这些措施在一定范围内保护了制药厂商的利益，同时实现了药品可及的目的。

药品可及除了"用得起"的问题，还有一个"用得上"的问题，这主要涉及药品的供应渠道。渠道的畅通直接关系到药品的可及性。在这方面国家扮演了更加重要的角色，我国虽然没有实行药品特许专卖制度，但《药品管理法》对药品经营设定了一系列的法规和管理制度，在加强监管的同时，提高了渠道的顺畅度。近年来，互联网购药的热潮兴起，大大方便了公众购药、用药，提高了药品的可及性。

小结

1　药品和药物是不同的。药品是产品化的药物，是关系国计民生，并带有一定公共产品和社会福利属性的特殊产品；药品区别于药物是其具有社会属性。

2　可及性是药品强烈的社会属性；在保证药品可及性上，国家扮演重要的角色；我们追求的目标是药品自然属性与社会属性的完美结合。

3　保障和提高药品可及性不能武断挥动专利强制许可这把"大刀"，而要在国家调控下，平衡各方利益，在保护创新和知识产权的同时提高药品可及性，让患者获益。

————

药品的自然属性
与社会属性结合得越好，
就越能惠及人类，
反之亦然。

————

第二章

药物是如何发挥作用的？

从小到大，你总会用过这种或那种药品，可你
知道这些药品是怎样在你体内发生作用，预
防、治愈疾病并呵护你的健康吗？知其然也要
知其所以然。这一章我将带你了解药物治疗、
预防和诊断疾病的机制，了解形形色色的药物
剂型，希望帮助你成为"外行中的内行"，这
样你在使用药物时就会"心中有数"，而万一
遇到药物不良反应你也能"泰然处之"。

第 一 节

药物怎样治疗疾病？

生活中你可能有过这样的经历：发烧的时候吃一片对乙酰氨基酚可以退烧，生了皮疹吃一片氯雷他定可以缓解过敏症状，患支气管炎吃了医生开的头孢就好了……这些似乎都是生病吃药的既往经验，但是你有没有想过，这些药是怎么解决你的健康问题的？这就涉及药物的作用机理。

"修理"人——药物的治疗效应

不同药物的机制不一样。一种药品有多种剂型，有多家药厂生产。最新的 2020 版《中国药典》①，一共收录了 2 712 个品种，这还不包括近几年研发的新药。不过，我并不是要讲每一种药物的作用机制，我讲的是通识、基本逻辑，是帮你建立对药物作用机制的整体认

---

① 《中国药典》：是国家为保证药品质量所设定的质量指标、检验方法以及生产工艺等的技术要求，是相关企业、部门为保证药品质量必须遵循的强制性法定依据。《中国药典》自 1953 年出版以来基本上每 5 年更新一次，目前执行的是 2020 版。

知。理解了底层原理，就会理解药物作用的机制，也就不会再被江湖骗子和各种吸引眼球的说法"忽悠"了。

薄世宁医生在《薄世宁医学通识讲义》里提到"药物是疾病治疗的载体"，所以要理解药物的作用机制，就绕不开疾病。药物作用的目标是治疗疾病，是要解决具体的疾病问题。那么，什么是疾病？打个比方，我们的机体就像一部航空发动机，其内部的几万个零件每时每刻都在运动、相互作用，还受到外部环境比如温度、湿度的影响。而疾病就是"发动机"中某个零件坏了、某个链条断了、某个电路发生了故障。药物就是和机体（或病原体）的生理环节、靶点或神经通路发生相互作用，产生效应，重建机体的生理平衡，从而使人恢复健康。

你看，药物治疗疾病是不是像机械师修理航空发动机？而药物发生作用的机制就是影响机体细胞之间生物信息的传递，进而产生各种不同的效应。这是最底层的机制。"机制"产生的特定效应，主要是生物学效应，也可以是化学效应或者物理效应。如何利用这些效应控制症状或疾病，就可以由医生或药师通过规则组合不同的效应，形成不同的解决方案，从而治疗不同的疾病。下面我就沿着这个逻辑通过疾病案例为你一一剖析。

药物治疗疾病的三套"组合拳"

有一种常见病叫消化性溃疡，它多位于胃或十二指肠，患者的主要表现为反酸，还有些人的上腹会有周期性、节律性疼痛，严重的甚至会出现胃出血或胃穿孔。

对于消化性溃疡的治疗，以前有个说法，叫作"无酸无溃疡"（no pH, no ulcer），意思是发生溃疡是由酸分泌过多导致的。另外，顾名思义，"消化性溃疡"就是和"消化"有关的"溃疡"。"消化"有两层含义：第一是溃疡发生在消化道；第二是分泌的过多胃酸导致胃蛋白酶活性增高，由于胃蛋白酶就是消化蛋白质的酶，胃黏膜也是由蛋白质构成的，于是胃黏膜就被胃蛋白酶"消化"了。这种"自体消化"导致了溃疡。

氢氧化铝、铝碳酸镁这类抗酸剂，都是碱性物质。当这类药进入胃里，就和胃酸发生了中和反应，从而减小胃酸对溃疡面的刺激，缓解疼痛等症状。同时，胃酸被中和，pH值升高，降低了胃蛋白酶的活性，促进溃疡愈合。这个过程中发生的酸碱中和反应就是化学效应。

胃黏膜保护剂枸橼酸铋钾，通过在胃黏膜上面形成一层胶质保护膜，把胃酸和胃黏膜隔离开来，从而避免胃酸对胃黏膜的进一步刺激，减小胃蛋白酶对溃疡面的自体消化作用，促进溃疡面愈合。这就像给露天停放的汽车罩上一件车衣，防止阳光和风霜雨雪损坏漆面一样。这是物理学效应。

药物作用除了表现为化学和物理学效应之外，主要表现为生物学效应，这就涉及药理学中经典的受体学说。通过受体作用治疗消化性溃疡的药物抑酸剂，和抗酸剂只有一字之差，含义却相去甚远。抗酸是用药物去中和已经产生的太多的酸，而抑酸则是从源头抑制和减少酸的产生。这就是人类对疾病认知的深化带来的药物治疗学的进步。

最早上市的抑酸剂是一种叫作 H_2 受体（组胺[①]受体 2）拮抗剂[②]的药物。胃酸的产生与体内一种叫作组胺的物质有关，当人体内的组胺与胃黏膜的壁细胞相遇时，准确地说，是当组胺和壁细胞上面的 H_2 受体结合时，就会促进胃酸分泌。那么，能不能发明一种化学结构特别像组胺的药物，来"冒充"组胺，可又没有组胺那样的作用呢？沿着这个思路，美国史克制药公司研发了第一种 H_2 受体拮抗剂泰胃美（西咪替丁）。西咪替丁的化学结构和组胺特别像，打个比方，《水浒传》里有个好汉李逵，而李鬼长得特别像李逵，于是李鬼把脸抹黑，剪径劫财，坏了李逵的名声。这里西咪替丁就是"李鬼"，抡着两把和"李逵"（组胺）一样的假斧头，这些"李鬼"混在"李逵"里，搞得 H_2 受体"傻傻分不清"，好多 H_2 受体就跟西咪替丁结合在一起了，结果导致胃酸分泌减少。所以，抑酸剂是通过组胺受体影响机体泌酸机制的运转发挥作用的，这种药对初发的消化性溃疡疗效非常好。有了第一种 H_2 受体拮抗剂的成功，比西咪替丁作用更强的雷尼替丁、法莫替丁等被先后研发出来，人类治疗消化性溃疡有了更多的新型武器。

再看质子泵抑制剂。在胃酸分泌的最后一个环节，有一种被称为"质子泵"的酶（$H+-K+-ATP$ 酶），这种酶其实掌控了胃酸分泌的

---

① 组胺：是肌体在速发变态反应过程中由肥大细胞释放出的一种递质，可引起毛细血管扩张及通透性增加、平滑肌痉挛、分泌活动增强。临床上可表现为局部充血、水肿、分泌物增多、支气管和消化道平滑肌收缩，使呼吸阻力增加、腹绞痛等。

② 拮抗剂：生理学中一种生理过程制约另一种生理过程。药物拮抗剂与受体结合后本身不引起生物学效应，但能阻断该受体激动剂与受体间的生物学效应，从而发挥药理作用。

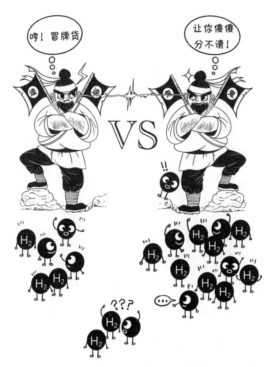

西咪替丁冒充组胺与 H_2 受体结合

最后一个环节，只有这种酶正常发挥作用，胃酸才能正常分泌。而抑制这种酶的药物，就是质子泵抑制剂，其上市的第一种药物叫奥美拉唑[①]。由于奥美拉唑通过抑制 H+–K+–ATP 酶阻断了胃酸分泌的最后一个环节，对胃酸分泌的拦截更加彻底，所以它的作用远超 H_2 受体拮抗剂。你看，抑酸剂是不是通过这些生物学效应发挥作用的？

[①]　奥美拉唑：一种抑酸剂，适用于胃溃疡、十二指肠溃疡、应激性溃疡、反流性食管炎和卓艾综合征（胃泌素瘤）。

"一把钥匙开一把锁"——受体学说

1878 年，英国药理学家兰雷在研究阿托品和毛果芸香碱对猫的唾液分泌的影响时，发现这两种化学物质存在对抗现象，于是他设想在猫的体内应该有一种物质刚好可以接受这个信号。兰雷提出，这两种药物的药理作用是通过与猫的唾液腺细胞的某一部分结合后发生的，他把体内能与药物结合的部分称为"接受物质"。而当时，德国科学家保罗·埃尔利希也从免疫学的角度出发，提出一种物质除非与其他物质存在联系，否则是无效的。他在做细胞染色研究时发现化学染料只能对细胞的某些特定部位进行染色，而其他部位不着色，于是就提出了一个大胆的"设想"：也许在病原体或人体细胞上有一个特定的区域，这个区域刚好能与药物的某个特定成分发生反应，从而产生治疗效果。这就是受体学说的雏形。

直到 1906 年，兰雷通过实验证实了受体的实际存在：箭毒可以对抗烟碱对骨骼肌的作用，而这种效应发生的部位就在肌肉的神经区域内。这个部位存在一种可以和箭毒或烟碱相互作用的物质，当箭毒同这种物质结合，就会引起骨骼肌的松弛；而当烟碱同这种物质结合，则引起骨骼肌的紧张。你看，这是不是很奇妙？

20 世纪初，埃尔利希进一步提出"一把钥匙开一把锁"，药物和受体就像钥匙和锁的互补关系，药物必须与机体内的"接受物质"结合，才能发挥药理作用。而这种"接受物质"主要就是细胞膜或细胞内的大分子化合物，如蛋白质、核酸、脂质等。这就是受体学说，受体学说是对药物作用机制的认识的一次大飞跃，成为现代药理学中药物作用机制研究的基石。但是在这个学说刚刚被提出的年代，它并没有被主流科学界认可。直到将近一个世纪后，科学界才最终接受了受体学说。而这时候，人类对于药物作用机制的认识，也进入了对药物靶点的认识阶段。事实上，药物靶点不仅仅是受体，还包括生物大分子，如受体、离子通道、酶等，随着分子生物学研究的深入，人类开始洞悉药物发挥作用的分子基础。

药物靶点的发现对于药物研发的影响重大。当药物研发的学者认识到药物的化学本质和靶点的本质，特别是靶点的空间结构后，就开始了定向的冲刺。先是通过生物活性物质发现药物靶点，然后针对靶点筛选更多潜在的药物分子，并不断优化，形成反馈，直到一种新药出现。这是一个被动筛选加主动优化的过程，比如随着阿片受体[①]被发现，研究者致力于开发疗效更好的阿片类镇痛药，希望新的药物不仅有强效的镇痛作用，而且作用时间短，同时最大程度地降低呼吸抑制、恶心呕吐等副作用。临床上强效镇痛药芬太尼、瑞芬太尼等就是这样被发明的。

药效发挥的立体攻势

说完了抑酸剂、生物学效应和受体学说，咱们谈谈抗菌药。说到

---

① 阿片受体：通俗地说，阿片受体就是阿片类物质(比如吗啡)在人体内和人体结合的部位。阿片受体分布广泛，在神经系统的分布不均匀，在丘脑内侧、脑室及导水管周围灰质阿片受体密度高，这些结构与痛觉及感受有关。边缘系统及蓝斑核阿片受体的密度最高，这些结构涉及情绪及精神活动。

这儿你可能要问了，你前面说了消化性溃疡的致病因素，可没提到细菌啊？细菌和消化性溃疡有什么关系呢？我告诉你，消化性溃疡背后其实还潜藏着一个"幽灵"——幽门螺杆菌。

因为胃液有强酸性，过去人们一般都认为没有细菌能在这种极酸的胃液中生存。直到 20 世纪 80 年代，澳大利亚病理学家罗宾·沃伦和内科医生巴里·马歇尔开始合作研究幽门螺杆菌，发现它和消化性溃疡之间有着逻辑上的因果关系。于是二人开始用抗菌药物治疗消化性溃疡，效果竟然不错！但那时候，主流医学界并不认可他们的发现。情急之下，巴里·马歇尔"以身试菌"，直接服用了含有幽门螺杆菌的培养液，结果他大病一场。1984 年 4 月 5 日，他们的研究成果被发表在世界权威医学期刊《柳叶刀》上。但直到 1994 年，美国国立卫生研究院才更新了最新的临床指南，终于承认大多数复发性消化性溃疡可能为幽门螺杆菌所致，建议使用抗菌药（如甲硝唑）治疗。幽门螺杆菌的发现促成了部分消化性溃疡研究的突破，这让原来的"无酸无溃疡"（no pH, no ulcer）变成了"无幽门螺杆菌，无溃疡"[no Hp（Helicobacter pylori），no ulcer]。2005 年，两位医生还因此获得了诺贝尔生理学或医学奖。如今，抗菌药和铋盐已经成为治疗消化性溃疡的有力武器。所以，消灭病原体本身，也是药物发挥效应的机制之一。

通过上面的例子我们已经知道，药物可以作用于疾病链条的各个环节，可以通过影响效应发生、影响机制运转、影响细胞功能表达、消灭病原体等不同方式发挥作用。事实上，药物与机体在不同的环节或者位点发生相互作用，而这些环节或者位点存在于不同疾病的链条中。也就是说，药物的效应不是仅仅在某个单一场景发生作用的，而是在多个临床场景中出现。比如上文说到的质子泵抑制剂奥美拉唑，它作用的环节或位点是抑制 H+–K+–ATP 酶。而这个环节同样存在于应激性溃疡这种疾病的链条中，所以临床医生也用奥美拉唑预防和治疗应激性溃疡。同样，抗菌药甲硝唑不但可以杀灭幽门螺杆菌，而且对杀灭其他敏感菌也有效，所以也用于其他细菌引起的感染性疾病，比如滴虫性阴道炎，厌氧菌引起的牙周炎等。

再举一个临床更加常见的例子，常用药物阿托品可以和体内一种叫作乙酰胆碱的物质竞争相应的受体，从而产生效应。而这些受体分布在人体很多部位，比如唾液腺、瞳孔睫状肌、胃肠道平滑肌等。根据这个基础效应，眼科医生用阿托品散瞳，普外科医生用阿托品治疗胃肠绞痛，麻醉科医生用阿托品防止全身麻醉时呼吸道和口腔分泌物引起的吸入性肺炎，心脏科医生则用阿托品治疗慢性心律失常，而急诊科医生遇到有机磷农药中毒的病人会用阿托品解毒。所以，阿托品的一个效应可用在这么多的疾病和临床领域，成为在不同场景下的解决方案。

从化学效应、物理效应，到生物学效应，从单一场景到复杂场景，药物的作用其实是基于效应的。讲完了第一个层面"效应"，以及利用"效应"形成解决方案来治疗各种疾病，咱们再来看看还有哪些手段可以丰富解决方案，打个比方，就像是用不同形状、颜色的积木搭各式各样的房子。而这里的积木，可以是药物的种类、剂型、给药方式等。我给你举几个例子。

比如临床上经常使用的复方降压药——厄贝沙坦氢氯噻嗪片，其实就是由厄贝沙坦和氢氯噻嗪两种药物组合在一起的复方制剂，这两种药物其实都是降压药，但其中的厄贝沙坦通过与体内血管紧张素① II 受体结合，从而抑制血管紧张素来降低血压；而氢氯噻嗪则是一种利尿剂，通过利尿来降低血压。这是利用不同作用机制的药物形成的解决方案。

还可以通过药物的剂型形成解决方案。比如解热镇痛药布洛芬，用于治疗风湿性关节痛时每日需要服用 3~4 次，于是研究人员就开发了布洛芬缓释胶囊。他们用特殊的工艺把药物包裹在不同颜色的特殊材料里，这些特殊的材料在人体内有的可以快速溶解释放，有的溶解得慢一些，有的溶解得非常缓慢。再把这些有不同颜色包衣的小颗粒按比例装进胶囊，由于药物释放的速度不同，因而就能既快速又持续地发挥效应，这样患者每天只需吃两次。这是通过制剂技术提供解决方案。

其实在临床用药上，还有多种角度的解决方案。还是以消化性溃疡的药物治疗为例。针对幽门螺杆菌为阳性的消化性溃疡，目前临床治疗指南推荐"四联疗法"，就是"铋剂+质子泵抑制剂+两种抗菌药"。其中，铋剂可以形成胃黏膜上的一层保护膜，质子泵抑制剂可以抑制胃酸分泌，两种抗菌药可以通过两种不同机制杀灭幽门螺杆菌，这四种药物通过不同方式作用于消化性溃疡治疗。当然，如果症状明显，还可以加用抗酸剂。你看，这像不像药物"海、陆、空三军"编队的立体攻势（解决方案）？

① 血管紧张素：是一类具有极强的收缩血管和刺激肾上腺皮质分泌醛固酮等作用的肽类物质，参与血压及体液的调节。

说到这里，我们再回到药物治疗疾病的底层机制。所有这些效应的本质到底是什么呢？我要告诉你的是，前面所说的药物效应都可以被视为药物对生物信息传递的影响。药物是一种化学物质，而这种化学物质正是通过影响机体或病原体细胞之间的信息传递来发挥作用。这就是药物发挥作用的本质所在。

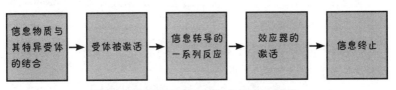

药物影响细胞之间生物信息传递的模式

药物的靶点，比如我们体内大部分受体，是基于蛋白质的一种分子开关。分子开关通过与体内的激素、神经递质①、生物活性物质（也就是配体）结合，产生一系列的生物信号，经层层传递，最终到达特定的细胞，并让细胞做出反应。人体细胞之间的信息传递是维持正常生理功能的关键，使人体处于一种相对稳定（健康）的状态，而这种稳定状态是一种动态的平衡，这种平衡通过化学信使的持续信息流动来维持。所以，生命其实就是信息和能量的流动，这是药物作用机制本质层面的意义。

---

① 神经递质：是神经元之间或神经元与效应器细胞如肌肉细胞、腺体细胞等之间传递信息的化学物质。

小结

————

1   药物治疗疾病，其实就是基于效应形成解决方案。

2   这里的效应可以是一种特定的效应，包括化学效应、物理效应，但主要
     是生物学效应。

3   同样的药物，在人体组织器官可以发生不同的效应，提供不同的解决方
     案，治疗不同的疾病。

4   解决方案也可以通过多个维度，比如药物的种类、剂型、给药方式等进
     行选择或组合。

5   生命其实就是信息和能量的流动。药物发挥作用的过程，可以被看作对
     生物体内信息和能量传递的影响，这是药物作用机理本质层面的意义。

————

世上一切
都是通过信息而改变，药物治疗疾病
同样遵循这一规则。

————

"上药"防未病

这节说说药物预防疾病的机理。如果说"机理"的字面意义,药物治疗疾病和预防疾病,其药理学意义上的"机理"是一样的,只是我们把药物用在了疾病不同的发生阶段。不过从人类疾病和健康的角度来说,预防的领域要广泛得多,本节先从预防的概念说起。

疾病预防:防患于未然

俗话说,"天有不测风云,人有旦夕祸福"。在人的一生中,或大或小的灾祸总是难以避免。人们还常说"防患于未然","患"也可以指病,"防"就是风险防控。说得更宽泛些,就是防控生理和健康方面的不良事件或自己不愿接受的后果。

那么防病的手段有哪些呢?概括地说,不外乎两个方面,一是行为预防,二是药物预防。行为预防其实就是通过控制个体的行为,使自己远离疾病。比如,不抽烟、少喝酒,就离癌症和心血管疾病更远;多吃蔬菜、多锻炼,就能降低糖尿病和高脂血症风险;冬天出门戴上口罩，不去或少去人群集中的地方，就不易患感冒；养成良好的睡眠习惯，早熄灯，不熬夜，就不容易失眠。这些都是行为控制，行为控制是预防疾病的重要手段甚至是先行（首先采取的）手段。

药物预防的情况就要复杂一些了。说起药物预防，就不得不提起我国春秋战国时期的名医扁鹊了。传说有一次魏文王问扁鹊："你家兄弟三人，都精于医术，到底哪一位最好呢？"扁鹊答："长兄最佳，中兄次之，我最差。"文王再问："那为什么你最出名呢？"扁鹊答："长兄治病，于病情发作之前，一般人不知道他事先能铲除病因，所以他的名气无法传出去；中兄治病，于病情初起时，一般人以为他只能治轻微的小病，所以他的名气只及本乡里；而我是治病于病情严重之时，一般人看到我用药、下针，都以为我医术高明，因此名气响遍全国。"可见，至少从扁鹊时代，也就是公元前 3–4 世纪，人类就认识到预防用药的重要性了。他把自己比作"下医"，把大哥誉为比自己高明的"上医"。为什么呢？他说大哥在人们没得病之前就把病控制住了，让人们不得病，"上医治未病"，所以他更了不起。不过，扁鹊说的"治未病"稍有不妥。"未病"，应该是"防"而不是"治"。现代中医里的"上医"恐怕就是养生学说了，也就是研究如何增强体质、预防疾病，以达到延年益寿的理论和方法。

那么，现代医学"治未病"的概念是什么呢？我们举几个例子。比如，已婚女性暂时不想要孩子，那就服用避孕药；女性怀孕了，那就服叶酸预防新生儿缺陷；孩子出生了，为了预防脊髓灰质炎、白喉、百日咳、破伤风，那就注射三联或五联疫苗；想在秋冬季节降低感冒风险，那就接种流感疫苗；年龄大了，心脑血管疾病、骨质疏松症可能会常伴左右，而癌症也成了健康最大的威胁，那就要服用降脂药、补钙药，而癌症疫苗也快要问世了。你看，这不就是人生风险的防控旅程吗？而这个旅程中的每一站都有"上药"给我们保驾护航。不过，风险总归是个概率性事件，在上述情况下，如果我们没有预防，风险也不一定就会变为事件。但毫无疑问，预防会大大降低我们遭遇健康风险的可能。

个体性预防：避孕、优生与老年疾病

根据预防影响的范围，药物预防大体可以分为两大类：第一类是个体性预防，比如避孕和优生，以及慢性退行性疾病[①]和心脑血管疾病的二级预防[②]等；第二类是群体性预防，主要是用疫苗预防传染性疾病。

自人类来到这个星球上，生育和繁衍的问题就一直缠绕着我们。人类既有不育的困扰，也有多育的烦恼。因此避孕就成了一个秘密状况下的"科研"。据史书记载，人类在这方面的"研究成果"五花八门，避孕手段既有极不靠谱的鳄鱼粪、大象粪等，也有似乎有点用的

---

① 慢性退行性疾病：又称"老年退行性疾病"，是随着年龄增大和衰老以及组织器官功能退化而发生的一系列不可避免的病变，如前列腺肥大、退行性骨关节病、骨质疏松症、阿尔茨海默病、帕金森病等。这类疾病治疗的目的不是治愈疾病，而是缓解症状，提高生存质量，延缓疾病恶化。

② 二级预防：即在疾病的临床前期做好早期发现、早期诊断、早期治疗的"三早"预防措施，来防止疾病临床前期的变化，使疾病在早期就被发现和治疗，避免或减少并发症、后遗症和残疾的发生，或缩短致残的时间。

蜂蜜加苏打以及橄榄油等；麝香也是我国古代常用的避孕手段。但直到 20 世纪 60 年代，避孕药出现了，人类安全、稳当避孕的梦想才成为现实。

人类发明避孕药是从观察奶牛的受孕、分娩、挤奶、再受孕这一过程开始的。为了让奶牛再受孕，19 世纪末，一位瑞士兽医发现，只要挤压奶牛卵巢，破坏卵巢里的一个脆弱结构，奶牛就能再次受孕。后来一位叫欧文·斯考克的兽医学教授发现了这背后的原理。原来那位瑞士兽医破坏的是奶牛卵巢里的黄体。过了 20 多年，威尼斯两位生物学家又将研究推进了一步。他们证明从母鼠体内取出的卵巢黄体有抑制动物排卵的作用。人类发明避孕药的序幕由此拉开。

在经历了曲折、复杂、艰辛的研究过程之后，人类研发了历史上第一种真正有效的避孕药——异炔诺酮–美雌醇片，该药终于在 1961 年获得美国食品药品监督管理局的批准。许多人都曾为避孕药的面世贡献了自己的力量，包括做出了主要贡献的乔治·罗森克兰兹和卡尔·杰拉西等人，还有很多科学家、医生、赞助者、社会运动家都参与其中。

如今的避孕药根据作用机制不同，可以分为多种类型，有的能抑制排卵，有的阻碍受精卵的运送，有的主要干扰孕卵着床，还有的主要影响子宫和胎盘功能。避孕药的出现迅速、彻底地改变了女性自诞生以来的角色，改变了现代女性的家庭观和事业观。避孕药减小了妇女由于频繁生育而发生各种疾病的概率，同时提高了妇女的家庭经济地位。人们逐渐将避孕药视为改善公共健康和增加妇女福祉的有效措施。

　　这里不得不提到的一个人物是玛格丽特·桑格。玛格丽特是美国计划生育运动的创始人和计划生育运动的国际领袖。玛格丽特最早提出了计划生育的理念，其核心思想是：文明包括做任何一件事情都要事先考虑他人的利益，甚至是那些还没出生的人的利益。1953 年，她推动建立了国际计划生育联合会，并担任第一任主席。玛格丽特一生创办了 30 多家宣传节育的机构，她也曾来到中国，在北京、上海等地播下计划生育思想的种子。玛格丽特在避孕药的发明中也发挥了重要的作用。2006 年，玛格丽特上榜美国权威期刊《大西洋月刊》，被评为"影响美国的 100 位人物"之一。

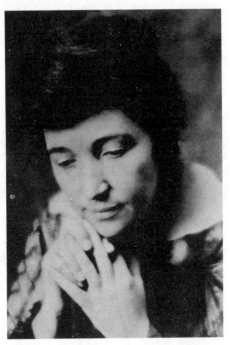

玛格丽特·桑格（图片来源：图虫创意）

口服避孕药在美国获得批准，让人类第一次可以对与生俱来的生育行为进行百分之百的控制，这是人类避孕史上的重大突破。有人说"不是每个有声带的人都能唱歌，也不是每个有子宫的人都想当母亲"，也有人说"有了避孕药以后，妇女获得了重生"，从这些评论中可以看到避孕药给当时社会带来的变革。而避孕药也给人类的两性关系带来了深刻影响。美国加州大学历史系教授琳妮·卢西亚诺说，1970 年前，在心理学著作中，性冷淡一直是妇女的一个重大问题。但如今，学术著作基本上不会再提及性冷淡，而是提及勃起功能障碍和早泄。你看，一粒防止受孕的小小药丸不但解决了人类多育的烦恼，还给两性关系和健康带来了这么大的影响！

说完避孕，我们再说优生。1991 年，英国医学研究委员会首次证实妊娠前后补充叶酸可预防神经管畸形（包括无脑儿、脑膨出、脊柱裂等）、唇腭裂、巨幼细胞贫血等新生儿缺陷发生，叶酸对神经管畸形的预防作用已被认为是 20 世纪后期最令人激动的医学发现之一。有研究证实，怀孕妇女使用叶酸和未使用叶酸相比，新生儿唇腭裂的发生率降低了 60%，神经管畸形的发生率降低了 18.7%。如今，服用叶酸预防胎儿神经管畸形、降低心血管疾病发病率已经成了孕期女性的"标配"。

接着讲讲老年慢性退行性疾病的预防。比如中老年人服用钙剂、福美加（阿仑膦酸钠维 D_3 片）和氨基葡萄糖预防骨质疏松症与髌骨软化症；高风险人群服用阿司匹林预防心脑血管疾病，服用降脂药预防动脉粥样硬化①和冠心病等，都属于这一类的预防用药。这类的预防用药一般称为二级预防（又称为临床前期预防）。除此之外，房颤患者、支架术后患者和髋关节或膝关节围术期患者用抗凝药②预防血栓形成；用破伤风抗毒素或免疫球蛋白预防狂犬病；使用艾滋病紧急阻断剂——恩曲他滨替诺福韦预防（暴露后预防）艾滋病等所有这些预防措施，避免了疾病的风险，改善了人类的生活质量，延长了人类健康存活的时间。

群体性预防：疫苗

说完个体性预防，再说说群体性预防。经过几个世纪的努力，人们已经研制出多种疫苗，用来抵抗各种传染性疾病的袭击，有效地控制了天花、麻疹、霍乱、鼠疫、伤寒、流行性脑炎、肺结核等可怕疾病的蔓延。

人类真正用"疫苗"预防疾病的记载，大约可以追溯到 10 世纪的中国宋代。当时一些民间医生就已经知道把天花愈后的豆痂吹进健康人的鼻孔里，可以使轻微天花患者获得对天花的免疫力。这恐怕是最早通过"种痘"预防天花的记载了。差不多过了 800 年，英国有一

---

① 动脉粥样硬化：一种炎性反应，动脉粥样硬化病变的本质现被认为是动脉壁的内皮细胞和平滑肌细胞受损后的过度反应，性质与炎症相似，其病因和发病机理复杂，尚未完全阐明。

② 抗凝药：是通过影响凝血过程中的某些凝血因子从而阻止凝血过程的药物。抗凝药可用于防治血管内栓塞或血栓形成的疾病，预防脑卒中或其他血栓性疾病。

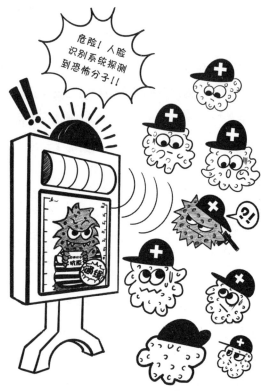

人脸识别反恐系统与抗原抗体学说

位叫琴纳的医生，经过 20 多年的艰苦研究，终于证实接种牛痘疫苗，能使人获得对天花的永久免疫力。但人们获得这种免疫力的奥秘究竟是什么呢？这就不得不提到抗原抗体学说了。

抗原抗体学说其实非常简单，我拿反恐问题打个比方。一个恐怖分子在某地制造了一起恐怖事件后逃跑了，不过这个恐怖分子的脸形被警方安装的人脸识别系统记录下来，下次这个人再制造恐怖事件，人脸识别系统就能识别他，并同时告知警方消灭恐怖分子。这里"恐怖分子"就相当于抗原，人脸识别系统就是体内可以识别与记忆抗原的抗原呈递细胞，而"警方"就是抗体和免疫系统。那么疫苗呢？其实疫苗就相当于恐怖分子的"脸谱"，而"脸谱"是无法作恶的，但我们可以让体内的记忆细胞识别并记住这个"脸谱"，下次恐怖分子再来作恶的时候，记忆细胞就能识别它，并通知"警方"消灭它。疫苗防病是有特异性的，一种疫苗防一种病，这就像一把钥匙开一把锁，那些三联、四联疫苗就是组合在一起的钥匙串，能够预防多种疾病。

自从 19 世纪中叶以来，罕有大规模传染病暴发，世界大多数地区的人口预期寿命大约翻了一番，我们每个人似乎有了第二次生命。这对每一个人产生的影响，很可能超过了整个人类历史上其他任何文明进步对人的影响。毫不夸张地说，这一切都是疫苗的功劳，准确地说，要归功于琴纳发明的疫苗、巴斯德确立的细菌学说和埃尔利希的抗体学说。

除了疫苗之外，药物群体性预防还在很多领域被广泛应用。例如，在游泳池中加一些含氯的消毒剂（比如次氯酸钠），是为了预防致病细菌的滋生；在牙膏里加一些氟，是为了防止龋齿的产生；在食盐里加碘，是为了预防碘缺乏病（单纯性甲状腺肿）；而在面临核辐射危险时，服用碘化钾可减少甲状腺对放射性碘-131的吸收，从而降低癌症风险。

药物预防的有限性与无限性

上面我们说了那么多药物预防的机理和应用，其实药物预防是一个比这还要更宽泛的概念。举个例子，如果糖尿病患者必须使用含葡萄糖的输液（作为药物溶媒），医生会在输液中加一些胰岛素，这是预防患者血糖升高的必要措施。又如肿瘤患者做化疗，由于化疗药物有强烈的胃肠道刺激作用，患者会出现严重的恶心、呕吐症状，医生多提前应用保护胃黏膜和止吐药物预防患者出现上述症状。这些都是用一种药物预防另一种药物不良反应的措施。另外，医生给患者术前使用抗菌药物，目的是预防手术过程可能造成的细菌感染。

用药是预防，有时停药也是预防。比如，你去做孕前体检，医生会问你有没有服用维甲酸、来氟米特这些生殖毒性药物[①]，如果在用，就要停掉；你去拔牙，医生也会问你有没有吃抗凝血药阿司匹林、华法林等，如果在吃，也要停掉。这些就是停药预防，前者是预防药物引起的胎儿畸形，后者是预防拔牙产生的出血风险。

说了这么多，药物预防的作用似乎大得很，我们在疾病面前好像无所不能了，但事实并非如此。对于很多令人生畏的严重疾病，不用说预防，就是治疗，我们的手段仍然十分有限。比如肿瘤，治疗上有了一些办法，但预防只能说刚刚开了个头。

在药物预防疾病这个领域，瓶颈或限制性因素到底是什么？边

---

① 生殖毒性药物：可能对人类生殖健康产生影响的药物。这些药物可能对女性和男性的生殖系统，包括排卵、生精、受精卵分化和胚胎发育造成损害，引起生化功能和结构的变化，影响繁殖能力，累及后代。

界到底在哪里？我想告诉你的是，这个边界，可以说有，也可以说没有。

为什么这么说呢？说药物预防疾病有边界，是指人类药物预防疾病的手段是有限的，这是由于人类对疾病的认知有限。比如对于阿尔茨海默病，至今我们还无法确切地了解其病因是什么，治疗和预防又从何谈起？还有埃博拉病毒病、拉沙热、莱姆病、O139血清型霍乱、人朊病毒病、手足口病、甲型H5N1型高致病性禽流感和甲型H1N1型猪流感等，都在威胁着我们。另外，我们已经明确了解并具备有效对抗药物的感染性疾病，也会由于人类对抗菌药的滥用、生物进化规律和细菌的更新迭代威胁人类健康。你一定听说过"超级细菌"吧，那就是给人类敲响的警钟！

新冠病毒"造访"人类期间，虽然各国采取了各种治疗和预防手段，但仍然未能完全控制病情。并且由于病毒变异，愈后患者再次感染的情况时有出现，这给疫苗研制和使用出了一道难题。从这个角度来说，人类预防疾病的手段和能力确实是有限的。从全球的角度来说，新冠病毒仍在肆虐，人类和新冠肺炎的战斗仍在继续。

说药物预防疾病没有边界，是因为科学技术不断发展，人类的认知更是不断深化。就拿药理学来说，在不到100年的时间里，研究就已经从整体水平、器官水平、组织水平深入细胞水平以及分子与基因水平。现在的生物靶向药物、癌症疫苗、艾滋病疫苗，都是在细胞与分子水平上的研究成果。这个领域的研究呈现"加速度"的发展态势，每年都有大量新药上市，治疗手段不断更新。临床医学的发展给我们带来一个个福利，人类健康水平不断得到提高。

这么看来，人类战胜疾病是不是指日可待了？就某些领域来说，确实是这样。举个例子，宫颈癌是严重威胁女性健康的疾病，是育龄妇女中第二大高发癌症。而自从德国科学家哈拉尔德·楚尔·豪森于1983年发现可致宫颈癌的人乳头瘤病毒（HPV16型病毒）后，在其研究的基础上，科学家研发出人乳头瘤病毒预防性疫苗。从此，宫颈癌的发生和传播得到了极大的控制，哈拉尔德·楚尔·豪森也因这一发现于2008年被授予诺贝尔生理学或医学奖。在不久的将来，随着更多癌症疫苗和新药的出现，癌症不可战胜的案例也将逐渐减少。另外，随着乙肝疫苗的广泛应用，我国乙肝的发病率也得到了有效的控制。

虽然如此，我们仍不敢过于乐观。人类与疾病之间似乎存在一种共生共存的平衡关系，几百万年以来，人类为了防御疾病，自身在不断进化，但至今依然无法阻止疾病的发生。不过，人类进化获得的好处却让我们对新的疾病更加敏感。荷兰分子生命科学研究所研究员豪尔赫·多明格斯·安德烈斯说，"疟原虫已经感染非洲人数百万年了，因为人体对抗传染病的最佳防御手段之一是炎症，所以进化过程选择了那些通过在体内引起更多炎症以增强抵抗力的人。这却导致现代非洲人在晚年更容易患心血管疾病，如动脉粥样硬化"。

还有一个例子是镰刀型细胞贫血症。镰刀型细胞贫血症是20世纪初才被人们发现的一种遗传病。这种疾病的初始症状是发烧和肌肉疼痛，患者的红细胞不呈现正常的圆饼状，而呈现弯曲的镰刀状。后来，人们就把这种病称为镰刀型细胞贫血症。研究人员发现，非洲疟疾流行的地区也是镰刀型细胞贫血症的高发区，这是为什么呢？进一

步的研究显示，原来镰刀型细胞贫血症是远古人类在进化过程中为了
抵御疟原虫感染而获得的防御功能。镰刀型细胞杂合基因型并不导致
人体明显的临床贫血症状，但对寄生在红细胞内的疟原虫却是致死
的。红细胞内轻微缺氧（贫血）就足以阻止疟原虫形成分生孢子，使
其终归于死亡。结果具有镰刀型细胞杂合基因的个体对疟疾的感染率
就比正常人低得多，因此在疟疾流行的地区，具有镰刀型细胞基因突
变的个体就比较多，这有利于防止疟疾的流行。这一实例也说明有利
的基因突变（预防疟疾）在一定的情况下会导致疾病（镰刀型细胞贫
血症）。

总体来说，人类自从在这个星球上诞生以来，就与疾病相生相
伴，彻底摆脱这个与生俱来的"伙伴"，从哲学上来说是不可能的。
人类与疾病"相生相伴，相生相克"，药物预防疾病的手段是无限的，
更是有限的……

小结

1　药物预防就是群体或个体使用药物进行风险防控，防控生理和健康领域
　　的不良事件或不愿接受的后果。

2　疫苗就是"恐怖分子"的"脸谱"，它的作用是刺激体内的识别与记忆
　　细胞记住这些"脸谱"，然后动员机体防御功能清除这些"恐怖分子"
　　（致病微生物）。

3　几百万年以来，人类为了防御疾病而不断进化，但依然无法阻止疾病的

发生。而人类进化获得的好处却可能让我们对新的疾病更加敏感。

4　人类发现、发明越来越多的新药来预防疾病、护卫健康，但"道高一尺，魔高一丈"，疾病与人类的"攻防之战"没有起点，也没有终点。

————

药物在
预防方面的应用，是基于人类对疾病
更为深刻的认知。

————

药物与疾病的诊断

对于疾病诊断，中医和西医有着截然不同的逻辑和方法。传统中医走过了漫长的诊疗历史，经过了一代一代的传承，不断总结经验，主要通过望、闻、问、切四种方法的综合运用来诊断疾病。而西医经历了传统医学的洗礼，加之对现代科学的综合运用，诊断疾病的方法就比较丰富。说现在西医诊断就靠仪器，并不为过。别说是具体设备仪器了，就是医院的临床诊断科室也有四五个，比如检验科、放射科、超声诊断科、病理科，大型三级甲等医院还有同位素室（核素科），重点学科下面还有自己的实验室，这都是为临床诊断服务的。

诊断性药物——给医生一双慧眼

说起药物与疾病的诊断，我不由得想起已故著名词作家阎肃老师作词的一首歌曲《雾里看花》。这首歌有几句是这么唱的，"雾里看花，水中望月，你能分辨这变幻莫测的世界……借我借我一双慧眼吧，让我把这纷扰看个清清楚楚明明白白真真切切"。

歌词写得真好。在我看来，诊断性药物正是歌曲中的那"一双慧眼"。疾病诊断就是医生通过各种手段（包括患者口述、问诊）收集疾病发出的特殊信号，经过归纳、分析、鉴别，最后得出结论（病种和病因）的过程。而药物在疾病诊断中，就是通过与人体发生作用，使人体产生信号，帮助医生诊断疾病，所以它就像是"一双慧眼"。

影像增强剂让病灶原形毕露

放射医学和介入医学离不开影像增强剂，眼底病和视网膜病变需要通过荧光造影剂来诊断，消化性溃疡的诊断要用到硫酸钡等，这些都是利用药物对人体的作用，增强信号，让医生诊断疾病的一双双"慧眼"变得更锐利，从而把"病魔"看得更清晰。

因此，我们来看看这类药物是如何发挥作用的。打个比方，一个全身穿黑衣服、脸也涂黑的人站在一堵黑墙前面照相，显然，由于反差太小，照片中的黑衣人就和黑墙混在一起，你就分不清人在哪儿。同样，人体的各种组织、器官，虽然由不同的细胞组成，但除了骨组织以外，其他组织、器官等密度相差并不大。X射线或电磁波穿过密度相似的不同组织或病灶，就如同黑衣人站在黑墙前，影像没有反差，看不清楚。X射线造影剂的作用就是把黑墙刷白，提供一个大反差的背景，让组织或病灶清晰地显影，这样就能让医生看清被拍摄的组织或病灶。而荧光造影剂的作用正好相反，比如荧光素钠，它的作用是给黑衣人脸上打粉，再给其罩上一件白衣服，这样在黑墙背景

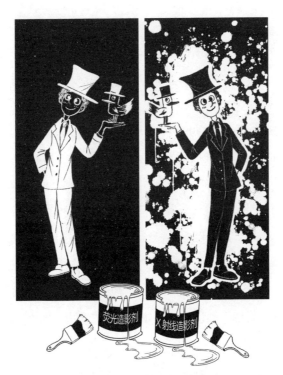

影像增强剂（对比剂）的作用

下，这个"人"就显示清楚了。

你看，不管是"刷白墙"还是"穿白衣"，这些药物的作用就是增强对比度，让病灶"原形毕露"，帮助医生诊断疾病。

诊断性治疗——黑箱原理

利用药物来诊断疾病，还可以应用在其他很多方面。记得有一年夏天，不知是因为天气太热还是工作太忙，我的胸前区总是一阵阵揪着疼，疼两下就过去了，我有点害怕，不知是什么毛病，就去找职工保健科的李医生。李医生很有经验，听了我的诉说，又拿起听诊器听了听心脏，说："我给你开几片硝酸甘油，疼的时候你含一片，观察一下还疼不疼。"我照着他的嘱咐，疼的时候马上含服硝酸甘油。哪知道几分钟后，不但胸肋间一抽一抽的疼没缓解，脑袋也开始又胀又疼（硝酸甘油迅速扩张血管而引起血管性头痛）。我把情况告诉了李医生，他笑着跟我说，"别紧张，你这很可能就是肋间神经痛，不要紧的"。我马上明白了，这不就是诊断性治疗吗？我含服硝酸甘油后如果马上不疼了，那很可能是冠状动脉出了问题，因为硝酸甘油能迅速扩张冠状动脉。冠状动脉扩张了，血流和氧气供应充足了，疼痛就能消除。排除了这个可能性，肋间神经痛这个病因就"水落石出"了！而这种措施也不耽误治疗，如果确实是冠状动脉的问题，那么这种治疗就是及时的。

所谓诊断性治疗，就是指医生在不能完全确定病因的情况下，按照经验和推理判断，进行的一种试探性治疗，从而检验其对病情或病因的判断是否正确。如果是阳性的结果，病情或症状缓解，那么就证明医生的判断是正确的，医生就可以按照这个方向进一步去确诊和治疗疾病。如果是阴性的结果，疾病或症状没有缓解，就排除了医生最初的判断，就需要从其他方面去进一步寻找病因。

人的疾病十分复杂。一种症状往往可以由多种疾病引起，一种疾病往往又有多种表现，这就给医生正确判明病因带来巨大挑战。在没有更好的手段来诊断疾病的情况下，诊断性治疗的作用是在不耽误疾病治疗的前提下使用治疗性药物，有针对性地排查疾病。比如在肺结核的诊断中，有时很难判断究竟是结核分枝杆菌还是其他细菌引起的肺部感染，而不同细菌引起的感染适合不同的药物。这时就可以用抗结核药进行诊断性治疗。如果用药后病情明显好转，那么就证明是肺结核，再结合其他证据，病因就基本明确了。如果用药后病情不见好转，那就可以排除肺结核，再从其他方向进一步排查。这样既不耽误肺结核的治疗，又进行了鉴别诊断。

其实，用黑箱原理[①]和试错理论很容易理解医生手中的这一"法宝"。不明确的疾病就像一个"黑箱"，里面有什么我们并不知道。医生给患者用药，相当于给黑箱输入一个探测信号，患者用药后有效或无效的反应就是"黑箱"的信号输出。这样，医生通过观察"黑箱"输入、输出的信号，就能逐步了解"黑箱"内部的情况，再通过推理，发现其内部规律。这样一步步破解"黑箱"之后，就能明确疾病的诊断了。

这种试错（诊断性治疗）在医疗实践中被广泛应用，除了应用在疾病的最初诊断中，还用在病因基本明确后的治疗药物的选择上。就像前面讲过的肺结核诊断性治疗一样，患者细菌感染，诊断和病因明确，但在缺乏细菌培养检查手段或病情危重来不及做细菌培养的情况下，不知道是何种细菌引起的感染，这时候医生往往要根据病人的症状和自己的经验进行初步判断，并尝试（试错）选择一种抗菌药进行治疗。疗效好，就继续用，疗效不好，就说明细菌对这种抗菌药耐

---

① 黑箱原理：指对某个系统开展研究时，人们将其视为一个看不透的黑箱，研究不涉及系统内部的结构和相互关系，仅从其输入输出的信号了解该系统，得到对该系统规律的认识。

药，那就要换一种抗菌药。这种诊断性治疗的方法在临床药物治疗中经常会用到。

雾里看花——药物也可能干扰疾病诊断

前面说了那么多药物帮助疾病诊断的话题，看来药物真是疾病诊断的"好帮手"啊！你要真是这么想，那可就错了。就像前面提到的药物的两面性一样，在药物与疾病诊断这个领域，药物照样表现出两面性的特点。药物不但能发出有助于疾病诊断的信号，也能发出干扰疾病诊断的信号。真所谓"成也萧何，败也萧何"，下面我就给你举两个例子。

一位急腹症患者用了止痛药，然后被家人送去医院急诊科，经医生查体后没有阳性体征，家人也没说吃了药。医生误以为病情好转，就这样患者被耽误了治疗，后来病情迅速恶化。另一位心内膜炎患者使用万古霉素①后体温开始下降，而过了两天后再度发热，医生误以为药物不起作用了，打算换一种抗菌药治疗。一位临床药师刚巧随同查房，了解到这个情况后就提醒医生，这可能是药物热，属于一过性的药物不良反应。于是，医生对患者做对症处理后继续治疗，心内膜炎被控制住了，发热也停止了。

可见，用药后发出的信号干扰了医生，很可能让医生对病情的判断发生错误。更严重的是，有的药物不良反应被误认为新发疾病。比

---

① 万古霉素：一种糖肽类抗菌药，限用于耐药金黄色葡萄球菌所致的系统感染和难辨梭状芽孢杆菌所致的肠道感染和系统感染。

如服用铁剂后大便变为黑褐色，被误以为胃出血；使用糖皮质激素后血糖升高，被误认为糖尿病；长期使用利尿剂后出现高尿酸血症,可能被误认为痛风。很多药物都会影响临床检验结果，这真是"雾里看花，水中望月"，医生和药师没有一双"慧眼"，还真难判别这里面的真假虚实。这里顺便说一句，以后你看病的时候不管医生问没问，你要主动把近期正在服用的药物告诉医生，以免药物的干扰让医生误诊，从而贻误疾病的治疗。

使用药物有助于疾病的诊断，而停用药物同样有助于"疾病"的诊断。有位朋友近来每天咳嗽不止，晚上更甚，有时整夜睡不好觉。去医院又拍胸片又做CT检查，也没查出个所以然，弄得他心神不宁。我因为对药有天然的敏感，就不经意地问他用了什么药没有。他说就用了点镇咳药，还有高血压也控制得不好，前不久医生给他把降压药换成了"普利"①。我一听"普利"这两个字，马上意识到，他的咳嗽可能是"普利"搞的"鬼"。于是我建议他停掉"普利"，换别的药试试。于是他换了药，过了几天，他说咳嗽不治而愈了。原来，"普利"引起的咳嗽（药物不良反应）被误诊为"病"（药源性疾病），药停了，"病"自然好了。

上面这个例子也可以被看作药源性疾病，需要医生和药师仔细鉴别。你可能还记得几年前闹得沸沸扬扬的马兜铃事件吧，事件从比利时发酵，但受害人大多数是在包括中国在内的大中华地区。这些患

---

① 普利类降压药：又称ACEI类降压药 ，通过抑制血管紧张素转换酶，阻断肾素血管紧张素的生成发挥降压作用。对于高血压患者具有良好的靶器官保护和心血管终点事件预防作用。常见不良反应为干咳。

者最初都被诊断为肾功能损害甚至肾衰竭，但最终查明罪魁祸首是含有关木通的中药。药源性疾病也是和药物与疾病诊断相关的一个大话题，这里暂且放下，后面我会和你细说。

小结

———

1　药物帮助疾病诊断，就是通过药物与人体发生相互作用，产生信号，提高信号输出的效率。

2　影像增强剂通过提高正常组织与病灶的对比度，让病灶或组织器官更清楚地显影来帮助疾病诊断。

3　诊断性治疗基于黑箱原理和试错理论，利用药物发出、接收探测信号，是一种试探性诊疗手段。

4　药物还可能影响身体生化指标，发出错误信号，干扰检验结果，影响疾病诊断；而药物不良反应有时会被误诊为疾病。

5　药物可以帮助诊断疾病，也会给疾病诊断带来困难，这是药物在疾病诊断领域内的两重性。"雾里看花，水中望月"，需要医生和药师都有一双"慧眼"。

———

诊断性治疗，治疗性诊断，
"思中有行、行中有思"。

———

药品不良反应：识别与防控

在上一章里，我们讨论了药物安全性的问题。你已经知道"是药三分毒"，没有绝对安全的药，不良反应是药物的自然属性。所谓"安全的药"是个相对概念，对于使用者来说，获益超过可能带来的风险，这个药就可以说是安全的。例如，大家都知道一些抗肿瘤药在杀死癌细胞的同时，会杀伤身体里的正常细胞，不良反应发生率很高，有些甚至很严重，但患者仍然很需要它。

那么，对于不良反应，我们真的就束手无策了吗？当然不是。尽早地预防、发现、识别药品不良反应，并且做好救治准备，是减轻药品不良反应的最佳方式。药品不良反应的识别与防控，不外乎国家和个体两个层面。在个体层面上，你接触的信息已经不少。那么，你是否知道国家是如何控制并尽可能减少药品不良反应的呢？

宝塔糖的消失——药物警戒系统

如果你是 20 世纪七八十年代出生的人，小时候可能吃过一种叫

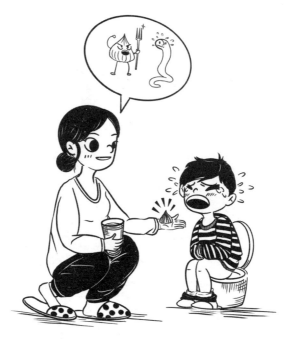

宝塔糖的故事

宝塔糖的驱虫药。宝塔糖的和它的名字一样，外形像一个小小的宝塔，吃起来甜甜的。孩子喝过生水或者玩过泥巴后，总闹肚子疼，医生说肚里有虫子，让爸爸妈妈去附近药店买几粒宝塔糖给孩子吃，孩子吃完肚子就不疼了。这么神奇可爱的宝塔糖，为什么如今难觅踪迹，甚至零零后几乎没有吃宝塔糖的记忆了呢？

故事要从宝塔糖背后的一个国家系统说起。其实，当你拿着医生处方去药房取药之前，整个社会就已经为保障你的用药安全做了很多事，我们把这个"做事"的系统叫作药物警戒系统。"警戒"本身具有提醒、防范、戒备、保护的含义。而所有这一切，都是围绕药物展开的。世界卫生组织对药物警戒给出的定义是：与发现、评价、理解和预防药品不良反应或其他任何可能与药物有关问题的科学研究与活动。药物警戒系统，就是围绕药物展开的保障用药安全的系统，它贯穿药品的全生命周期。

你可能会问：药物上市前不是做了研究，证实药物是安全的了吗？没错，但这还不够。药物警戒通常分为两个阶段：药品上市前的研究评价和药品上市后的监测。通常，当药品被批准上市时，药监部门已经做出了药品获益大于风险的评价。然而，药品上市后的监测对于安全性的评价非常重要。这是由于药品为了取得上市许可所进行的临床研究非常有限。通过这些临床试验或许可以发现一些常见的不良反应，但可能无法发现罕见甚至严重的不良反应。这是为什么呢？

第一，药品上市前研究的样本量较小。I 期临床试验大概需要几十名受试者，II 期临床试验需要几十上百人，III 期临床试验一般需要几百上千人。而药品上市后有几十万、上百万甚至几千万患者使用，因而发生率为 0.1% 甚至 0.01% 的药品不良反应几乎无法被观察到。第二，药品上市前的研究多采用健康受试者或"标准患者"，也就是经过严格筛选的人群，而不会纳入多病共存、妊娠或哺乳期妇女、婴幼儿等特殊人群。然而，在现实生活中，该特殊群体用药后极有可能发生在"标准患者"中观察不到的药品不良反应。因此，药品上市后的监测与评价和上市前的临床研究同样重要。

减少药品不良反应的底层逻辑是提升对药物的认知与风险防控能力，建立药物警戒系统，更好地平衡药物治疗的获益与风险。尽管各国的药物警戒系统在组织形式、管理内容上有差别，但基本目标都是在患者与严重药品不良反应之间筑起"防火墙"。为方便你理解，我们拿股票交易中为维护交易秩序、保护投资者合法权益的证券异常交易实时监控措施做个类比。

药物警戒的第一道"防火墙"类似于股票交易时的"盘中异动监测"，交易金额的异常波动，就是药品上市前没有被发现的风险，需要积极寻找和识别这些异常信号。当被证监会或股票交易机构认定为投资者异常交易行为时，第二道"防火墙"将发挥作用，对异常交易行为实施停牌等监管措施或进行纪律处分。而药物警戒系统也为高风险药品建立了一套立体的防控系统，针对可能引起严重药品不良反应的行为，系统地进行"围追堵截"。通过药物警戒系统，我们能有效识别和防控新的、严重的药品不良反应。证券交易的"盘中异动监测"依靠的是交易所的大数据平台，通过对交易终端数据、监管历史数据等进行联动分析，每一笔异常交易都能在该平台上留下线索。同样，药品不良反应监测也需要倚靠大数据平台。

我们之前提到过"反应停"（沙利度胺）致海豹儿的事件，欧洲从这次事件中吸取了惨痛的教训，当时仅英国就有近8 000多名海豹肢婴儿诞生。为了弥补上市前药物安全性研究的不足，英国于1964年建立了"黄卡"制度，它是报告上市药品不良反应的一种方式。医生或患者可以通过黄卡系统自发报告药物安全事件，为相关部门监测药物安全性提供重要的数据来源。英国政府每年通过"黄卡"系统可收到两万多例次药品不良反应报告，海量的信息有助于发现未知的不良反应信号。

迄今为止，全球有近60个国家建立了类似的报告系统，世界卫生组织国际药物监测计划的成员国，将本国数据汇总到设在瑞典乌普萨拉的巨大数据库中心。全球大数据的分析有助于捕获新的、严重的药品不良反应信号。我国收集、分析和发布药品不良反应的部门叫"国家药品不良反应监测中心"。

识别药品不良反应"异常波动"信号？

让我们回到宝塔糖案例，看看药物警戒系统是如何监测"盘中异动"的。由于卫生条件所限，寄生虫病在20世纪是一种常见病，我国农村人群寄生虫感染率甚至达60%以上。而风靡一时的宝塔糖是一种儿童剂型，其主要成分是左旋咪唑。该药最早由杨森公司于20世纪60年代研发上市，随后推广至全球，其驱虫效果被普遍认可。

随着宝塔糖的应用日益广泛，其不良反应逐渐暴露。部分患者吃药当日或次日出现头痛、恶心、发热、四肢无力等流感样综合征；症状出现后2~6周达到高峰，一些患者表现为神经障碍，发生抽搐、大小便失禁、四肢瘫痪等严重后果，甚至死亡。而自20世纪70年代以来，我国也发生了多起原因不明的脑炎，并且这类脑炎与季节、年龄、职业、居住地无关，也非小区域内的暴发流行，不符合病毒性传染病流行的普遍规律。这类不明原因的脑炎是否与宝塔糖有关呢？在宝塔糖上市20年后，通过药物警戒的系列方法，这个谜底终于被一点一点揭开。证明这种不明原因的脑炎与宝塔糖的相关性，面临重重挑战，这注定是一个艰巨复杂的工程。

证明关联的强度：1978—1987年收集的温州地区123例脑炎中，

确认有 58 例（47.2%）在病前 2 个月内有明确宝塔糖暴露史（使用过宝塔糖），OR 值①高达 20.3，说明宝塔糖暴露与脑炎的关联强度很高。

证明关联的普遍性、可重复性："驱虫药性脑炎"报告遍及 10 多个省市，福州、温州确认有驱虫药暴露史的脑炎占同期脑炎病例数的 24.3%~54.2%，并且无意中再次用药可以导致该脑炎复发，说明联系具有普遍性、可重复性。

证明关联的时间顺序逻辑：研究团队还发现驱虫药的销量与脑炎病例数呈有意义的正相关，符合因在前、果在后的时间顺序逻辑。

证明关联的科学性：在随后的动物实验中，证实宝塔糖能明显促发中枢的免疫应答过程，诱发急性脱髓鞘性脑炎②。

你看，就像监管部门识别"异常波动"的信号后，通过各方调查明确关联账户之间存在频繁、大量交易的过程一样，在监测到宝塔糖的异常信号后，国家相关部门经多方调研，确认了宝塔糖与不明原因脑炎的明确相关性。

哪些药品会被撤市？

在药物警戒中，一旦药品风险大于获益，监管部门将强制药厂修改说明书、添加黑框警告、限制使用范围等。如果这些风险管理手段

---

① OR 值：即优势比，是病例对照研究中的一个常用指标。该处指使用过宝塔糖的儿童的脑炎发生率是没有使用者的 20.3 倍。
② 急性脱髓鞘性脑炎：是指由于对一种病毒或其他异种蛋白质的过敏反应而引起的大脑急性炎症，有别于病因明确的病毒性脑炎。

失败，预计不良反应的危害程度最终将大于药品所带来的益处，同时有更安全的药物可选择时，药品将面临撤市的可能。

药品风险的大小主要取决于三大要素，即严重程度、持续时间、发生频次，并且需将这三个要素组合在一起判断。严重程度和持续时间决定了不良反应的轻重程度，发生频次决定了不良反应的影响范围。我们来看几个例子，以便更好地理解这三个要素。

药品上市后发生的不可预知的严重不良反应，导致患者需要住院治疗或住院时间延长，或对患者产生了持久的影响，如致残、致癌、致畸甚至危及生命等，这是难以承受的。比如 1999 年由默沙东公司开发的一种镇痛药万络（罗非昔布）①上市，而 2004 年默沙东公司宣布在全球范围内自愿撤回万络，原因是一项上市后的临床研究发现万络可使心肌梗死或脑卒中等的发生率增加 3 倍，而这样的风险对于一个仅用于骨关节炎和缓解疼痛的药物来说，是不能被接受的。

另外，一些严重不良反应尽管发生概率较低，但由于药品被广泛使用，因而出现了比预计的更为严重的危害。比如 1997 年由拜耳公司开发的强效降脂药拜斯亭（西立伐他汀）在美国上市，该药在批准之初已经存在"横纹肌溶解综合征"这一严重不良反应，但其发生率与他汀类②其他药品相当。而当美国食品药品监督管理局批准的使用

---

① 万络(罗非昔布)：是一种选择性环氧合酶–2 抑制剂，具有良好的抗炎、镇痛作用和胃肠道安全性。这类药物由于避免了传统非甾体抗炎药刺激胃肠道的副作用，一度受到推崇并被广泛应用。

② 他汀类：是目前常用的降脂药，该药最严重的不良反应是横纹肌溶解综合征。临床表现为肌痛、乏力、棕色尿，实验室检查 血清肌酸激酶和肌红蛋白显著升高，常常伴有威胁生命的代谢紊乱和急性肾功能衰竭。

剂量由最初的 0.1~0.3 毫克每天增加到 0.4~0.8 毫克每天时，药物降脂的疗效只增加了 7%，但发生"横纹肌溶解综合征"不良反应的人数增加了 7 倍。专家和美国食品药品监督管理局评估该药"风险大于获益"，又有其他可替代的同类药品，拜斯亭终于在 2001 年撤市。

那么，是否一旦发生严重不良反应，药品就有撤市的风险呢？当然不是。开篇提到抗肿瘤药，比如紫杉醇，它能引起患者粒细胞减少、恶心呕吐等不良反应，可能会使患者入院或延长住院时间，但这些不良反应通常仅限于化疗期间，且有一定的预防措施。与紫杉醇给患者带来的抗肿瘤获益相比，这些风险是可以承受的。由于"危害人数远小于获益人数"，紫杉醇一直被保留在市场。由此可见，要对某个药品的用药风险采取药物警戒措施，必须综合考虑不良反应的严重程度、持续时间以及发生频次，这三个要素一个都不能少。

那么，是否只有药品本身存在严重不良反应，才需要考虑撤市呢？其实也不然。举个例子，米贝拉地尔是罗氏公司开发的一种治疗心绞痛的药物，在 1997 年上市。米贝拉地尔本身并不存在特殊的毒性，但该药与至少 25 种药物存在相互作用，会增加这 25 种药物的血药浓度，从而产生致命的不良反应。而与同类药物相比，米贝拉地尔也没有表现出特别的优势，故在上市一年后撤市。

让我们再次回到驱虫药宝塔糖的案例。该药已被证实会导致脑炎等严重不良反应，并且使用人群广、危害大。随着新药的开发，新的、更为安全的驱虫药也上市了。宝塔糖已触碰了"药品的风险可能大于获益"这条红线，让我们看看监管部门当时采取了哪些措施。首先，面向社会警戒通报，希望引起民众的高度重视，从源头上降低用药风险。其次，强制修改说明书，要求说明书警告栏必须注明"可能发生严重不良反应"，尤其是"可能发生脑炎综合征"，以及"应用此药时，必须在医师指导下使用"等。最后，重新划分处方药管理：取消非处方药管理，仅限于在医师指导下使用，减少滥用和不合理使用，将驱虫药左旋咪唑从《基本药物目录》中剔除。

在美国，自 1998 年左旋咪唑已不再作为驱虫药使用，仅作为免疫增强剂应用。2007 年，世界卫生组织也采纳了中国提议的"取消左旋咪唑作为世界卫生组织基本药物的建议"。宝塔糖因此成为中国药物警戒为全球健康做出巨大贡献的经典范例。

这就是驱虫药宝塔糖的故事。从多地报告的不明原因脑炎这一异常信号触碰到药物警戒防火墙，到国家相关部门权衡利弊后采取行动限制其使用，药物警戒在保障用药安全方面发挥着不可小觑的作用。你今天是否应该庆幸宝塔糖难匿踪迹？

涅槃重生——撤市药品再开发

美国食品药品监督管理局药物安全顾问委员会委员布赖恩·斯特罗姆博士提供过这样一组数据：在全球，有 51% 的药品上市后由于重大的安全问题被更改说明书；有 20% 的药品上市后被贴上了"黑框警告"；有 4% 的药品最终因为安全性问题撤市。被取消交易权限的投资者"改邪归正"后还能重新取得权限，因为安全性问题而撤市的药品还能重新上市吗？能！沙利度胺就是最好的例子。

伴随着风险认知的提高与防控体系的建立，沙利度胺这个原本声

名狼藉的"毒药"，由于对麻风性结节性红斑有良好的疗效，在 1997
年被美国食品药品监督管理局批准重新上市。在后来的临床使用过程
中，人们还发现沙利度胺对多发性骨髓瘤也有很好的疗效，于是进一
步扩大了它的使用范围。

随着对药品的深入了解，人类有能力将药品不良反应限制在可控
范围内，让合适的人群按照合理的用法用量发挥药品的作用，甚至能
让因安全性问题撤市的药品重新上市。这就是认知升级与防控措施不
断进阶带来的结果。

我国于 2019 年 12 月 1 日实施的新版《药品管理法》首次提出
"国家建立药物警戒制度"，这是国家层面保障药品安全和用药安全新
的里程碑。2019 版《药品管理法》明确指出，药品上市许可持有人[①]
将对药品全生命周期中的安全性负责。这意味着新药获批后药品上市
许可人需要主动进行上市后研究，持续地开展药品风险和获益评估，
对说明书实施动态管理。

随着药物警戒系统的日渐完善，以及药物流行病学、临床药学、
药事管理学等相关学科的发展，上市药品安全性的证据将源源不断
地产生，帮助监管部门、药企、临床部门等协力维护好患者的用药
安全。未来，我们仍将在保障公众用药安全的科学探索道路上砥砺
前行。

---

① 药品上市许可持有人：通常指持有药品注册证书（药品批准文号、进口药品注
　册证、医药产品注册证）的企业或药品研发机构。药品上市许可持有人可以将产品委
　托给不同的生产商生产，上市许可和生产许可相互独立。药品的安全性、有效性和
　质量可控性均由上市许可持有人对公众负责。

小结

————

1　药品不良反应是客观存在的，即便是已经上市的药物，我们仍然需要通过长期的观察积累上市前未曾获得的信息来提高认知。

2　用药就会有风险，我们有能力通过不断升级的风险防控系统，采用有效的干预措施将药品不良反应限制在可控范围内，甚至能让因安全性撤市的药品涅槃重生。这就是认知升级与防控措施（药物警戒系统）不断进阶带来的结果。

————

毒兮药所倚，药兮毒所伏；
安而不忘危，有备方无患。

————

剂型：药物的运载系统

前面讨论了药物的作用机理以及药物安全性的问题，还有一个重要问题你想过没有？所有这些药物是通过什么途径、什么方式进入体内的？这些途径和方式各有什么特点？这节主要讨论这些问题。

方法不对，吃药治病变致命？

还是先从两个案例来认识药物剂型的重要性吧。

张姐的儿子是个挺壮实的男孩，两岁多了，除了打过几次疫苗，基本就没去过医院。天气转暖后，昼夜温差大，一不注意，小男孩感冒发热了。张姐就带着孩子在社区门诊看了儿科。医生开了维生素C泡腾片，张姐是个粗心的人，以为这不就是药片嘛，就把泡腾片直接喂到孩子嘴里，再给他喝水。结果药片遇水瞬间分解，产生大量二氧化碳，堵塞了气管，引起孩子窒息，她急忙送孩子去医院，但已经来不及了。你看，因为不了解剂型，用药方法不对，而惹出了一场大祸！

李大爷 77 岁了，因高血压住院，医生开了降压药硝苯地平控释片，可第二天早上李大爷发现大便里面有个东西，把它掏出来洗干净，发现是前一天自己吃下的药片！这下李大爷急了，拿着药片去找医生，说医生给他吃假药，药根本没起作用！医生也莫名其妙，赶紧找来药师。药师一听这事就笑了。原来这个硝苯地平是控释片，用的是膜控释激光打孔技术。药物释放过程就是片芯内高分子材料吸水后膨胀，将含药层从小孔中推出，从而以趋于理想的恒定速率释放药物，而控释片还以原状从粪便排出。

两个案例讲完了，你是不是觉得药物剂型也充满科学的奥妙呢？下面我就跟你聊聊药物剂型的前世今生和奇闻趣事。

药片、胶囊、贴片、栓剂有什么区别？

什么是药物剂型？其实剂型就是药物的载体与运输系统，而不同剂型就是运载系统中的各种运载工具。

你看，天上飞的叫飞机、飞艇，地上跑的叫汽车、火车，水上开的叫轮船、军舰，能飞出地球的叫宇宙飞船等。那么药物运输系统或者剂型是什么呢？其实剂型就像飞机、高铁等运输工具一样，是帮助药物进入体内的运载方式。通过消化道吸收进入体内的是片剂、胶囊剂；通过肌肉、皮下、静脉直接注入身体的是注射剂；贴或涂在皮肤上的就是外用剂型，如滴眼液、滴鼻液、滴耳剂等；而从人体各个腔道把药物送入体内的就是栓剂。不过，这只是一种大概的区分，每种剂型还有不同的亚剂型。比如口服剂型就有片剂、胶囊剂等，片剂又有分散片、含片、肠溶片、缓释（控释）片等。

除了发挥药物载体和运输系统的作用外，药物剂型还有很多功能。比如把黄连素片包上糖衣，就掩盖了黄连的苦味；维生素C片暴露于空气中容易氧化，就把它制成薄膜衣片，将维生素C与空气隔绝，药物的保存时间就大大延长了；婴幼儿吞咽功能尚未发育完善，不能吞服片剂、胶囊剂，于是药物被制成糖浆剂、颗粒剂或滴剂，大大方便了婴幼儿用药。因此，药物剂型在改善给药方便性、提高药品质量、延长储存期限上都发挥了重要作用。不过，药物剂型还有一个更重要的功能，就是提高药物的疗效、降低药物不良反应。

炸开山体和血管的硝酸甘油

先说第一个问题。其实通过剂型帮助药物提高疗效的手段有很多，下面我就分别跟你说说。你还记得我在"药物与疾病的诊断"一节里提到过的硝酸甘油吗？一说起硝酸甘油，你是不是会想到安全炸药，想到它的发明人诺贝尔？没错，就是他。据说诺贝尔晚年患心脏病，医生给他开的药物就是硝酸甘油，但他始终拒绝服用。1896年，在他去世的前几个星期，他写信给朋友抱怨："这难道不是命运的极大讽刺吗？医生给我开的药居然是硝酸甘油！为了不让我和其他人感到害怕，他们叫它屈尼特林（三硝酸甘油）。"这位闻名于世的瑞典发明家怎么也想不到，自己发明的硝酸甘油不但炸开了山体、隧道，现在还要"炸开"（扩张）自己的冠状动脉血管！

硝酸甘油早已被证明有扩张冠状动脉的作用，能缓解心绞痛。不过口服该药时，会有90%以上在肝脏经代谢失去生理活性（灭活），药理学称之为首过效应[①]，通俗地说，就是药物经过肝脏、肠胃时被"打劫"了。口服硝酸甘油会被肝脏、肠胃"打劫"，仅有不足10%进入血液循环，并且不能迅速起效。怎么办？这时候药学家在剂型上打起了主意，因为硝酸甘油有较强的脂溶性，那么能不能把药片放在舌下，通过舌下血流丰富的静脉丛吸收呢？药学家于是把硝酸甘油做成含服片，这样硝酸甘油可以绕过肝脏，迅速进入血液循环，进而起到扩张冠状动脉、缓解心绞痛的作用。一直到今天，通过舌下含服硝酸甘油仍是我们快速缓解心绞痛最重要的救急手段。

剂型设计能够提高药物的疗效，那能不能帮助减小不良反应，提高药物安全性呢？答案是肯定的。

对于阿司匹林这个药，你一定不陌生。不过阿司匹林由于对胃部的直接刺激以及其他间接的药理作用，容易引起消化性溃疡甚至胃穿孔。和阿司匹林作用类似的非甾体抗炎药如吲哚美辛、吡罗昔康、双氯芬酸钠等都有类似的不良反应，怎么办？药学家想出了一个办法：把这些药做成肠溶片或肠溶胶囊。什么原理呢？很简单，就是给这些药穿一件"耐酸服"。

其实大多数片剂、胶囊剂也穿了一层"衣服"，这层"衣服"不是糖衣就是薄膜衣，或者是普通的胶囊壳。可这些"衣服"都不耐酸，进入胃部就融化、分解了，释放的药物被胃肠道吸收。而穿上

[①]　首过效应：也称"首关效应"或"第一关卡效应"，指某些口服药物经胃肠道给药，在未吸收进入血液循环之前，先在肠黏膜和肝脏中被代谢，导致进入血液循环的原形药量减少的现象。

"耐酸服"后,药物进入胃部后受到"耐酸服"的保护,就不会被释放出来,因而不会刺激胃黏膜。而药物再往下进入小肠后,这件"耐酸服"由于不耐碱,在小肠的碱性环境中就融化、分解了,释放的药物被肠壁细胞吸收。这样既避免了药物对胃部的刺激,又很好地发挥了药效。

其实,很多对胃部有刺激作用的药物都可以制成肠溶片、肠溶胶囊,所以我们在使用这类剂型时一定不能咬碎或掰开。

上文讲了剂型可以提高疗效,可以减小不良反应,那么能不能通过剂型设计同时实现这两点呢?告诉你,药学家有办法!

控释制剂和缓释制剂

前面说的李大爷吃的硝苯地平控释片就叫作控释制剂。举个例子,很多汽车都有定速巡航系统,当汽车在高速公路上行驶时,你

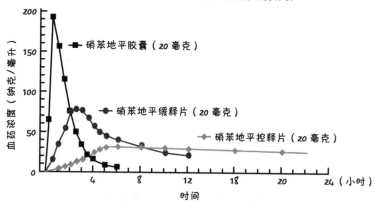

普通口服剂型与控释片释放曲线

打开定速巡航系统后，汽车就能始终保持恒定的速度。控释制剂和汽车定速巡航的原理一样，一天的剂量就是一粒药，服药后，药物始终以恒定的速率在体内释放，这就避免了一天多次用药所导致的血药浓度的起伏，血药浓度高的时候可能发生不良反应，低的时候又达不到疗效。你看，控释制剂是不是既保证了疗效又减小了不良反应呢？

那么，硝苯地平控释片这种常见药物是如何实现恒速释放功能的呢？原理其实也很简单。硝苯地平控释片有一个刚性不溶外壳，中间的膜将其分隔为两个室，一个室装载药物，另一个室装载膨胀剂，两个室分别用激光打孔。药物进入体内，膨胀室通过激光孔吸水恒速膨胀，挤压另一个室的药物使其通过激光孔恒速释放。恒速或缓慢释放药物的制剂品种还有很多，都是通过材料或工艺实现的。

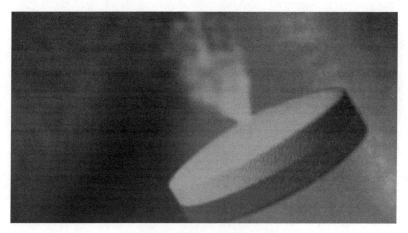

硝苯地平控释片释放药物过程

增强药物使用的方便性和患者的顺应性也是控释制剂的重要功能。对于每天多次用药，很多人觉得不方便，又容易忘，而控释制剂每天就吃一次，既方便又不容易忘。

与控释制剂原理类似的还有缓释制剂，顾名思义，就是缓慢释放药物的意思。

控制释放速度或让药物缓慢释放的工艺和材料有很多种，所以这两种药一般都不能掰开或咬碎服用。但如果它们表面有明显的刻痕，那么就可以从中间掰开服用。

靶向制剂

再说一种更神奇的剂型——靶向制剂，它如今已是抗肿瘤领域新药研发的重点。

癌症是当代药物治疗领域的一大难题，被大多数人认为是绝症，这不仅因为其治愈率低，还因为患者在治疗过程中异常痛苦，其实这些都源于癌细胞的生理特点。因为癌细胞就是由正常细胞发生基因突变转化而来，癌细胞长得很像正常细胞，但又不受机体各种生理规范的约束，从而"无法无天"地生长繁殖，干扰、破坏其他正常细胞和组织的正常秩序，最终让机体"天下大乱"，酿成大祸。

了解了癌细胞的这些生理特点，那么如何通过剂型设计有针对性地打击癌细胞，同时不伤害正常细胞和组织呢？

前面讲过"霰弹枪"的例子。普通剂型就像"霰弹枪"，一枪打过去，动物胸部中弹，可其他各处也可能中弹，这就像癌症治疗药物的不良反应，并且因为预先知道这些不良反应，所以药学家不敢设定太大的药物剂量，那样会降低药物疗效。

于是，药学家要发明一枚精确制导的"导弹"，这就是癌症治疗领域的热点——靶向药物。说到靶向药物，它其实相当于中药里的"药引子"。看来不论是中医还是西医，它们都有一个共同的思路，就是让药到达并作用于病变部位，同时尽量减小对身体其他组织的影响。"药引子"引药归经，能引导其他药物的药力通过经脉到达病变部位，起"向导"的作用。而靶向药物，顾名思义，就是药物经运载系统准确到达作用部位，然后杀死癌细胞或治疗局部病变。与此同时，药物在其他组织部位的浓度很低，基本不影响机体其他细胞和组织的功能。换句话说，就是不良反应比较小。

中药和西药的治疗思路相同，但二者的具体实践和操作方式就大相径庭了。"药引子"是中药归经理论中的一个概念或构思，但用来做"引子"的药五花八门，有的符合中医理论，有的在实践中也的确有作用，而有的只是噱头。而靶向药物却是在科学理论的指导和工程技术的控制下开发出来的。

人们最初设计的靶向制剂是磁性微球。它的原理很简单，即把药物附着在一个几微米的磁性微球上，做成注射剂注入人体，然后在患者病变脏器附近放一块永磁体或加一个强磁场。这样磁性微球进入血流后在外磁场的作用下聚集于病变部位，增加了靶区内的药物浓度，从而提高疗效，降低药物的毒副作用。除了利用磁场的作用以外，还可以利用光、热、电场、超声波等物理信号，人为调控药物在体内的分布及释药特性，实现对病变部位的靶向。这就是所谓的物理靶向。

除了物理靶向以外，随着研究的深入进行，药学家开发的靶向制剂分为被动靶向与主动靶向两大类。被动靶向制剂又叫自然靶向制剂，这是利用体内巨噬细胞有吞噬外界异物的自然倾向而开发的一类靶向制剂。用生物技术制成的载药微粒进入体内后，被巨噬细胞系统摄取，在正常生理过程中到达肝、脾等器官，从而在这些器官富集而发挥作用。不过被动靶向有局限性，还不是真正意义上的靶向治疗。而主动靶向制剂可以让药物主动、精准地向病变部位聚集。

细胞生物学家发现，肿瘤细胞是突变后异常增殖的细胞，这些细胞表面有正常细胞所没有的特定结构。药学家就利用这些正常细胞不具有的结构，通过生物技术做成能和这些特定结构相结合的抗体（配体），然后用带有这些抗体的载体物质包裹治疗药物，这时候的药物就像装上了导航系统一样，可以准确聚集到目标细胞从而发挥作用。这就是主动靶向药物。

3D打印制剂

除了靶向药物以外，还有一些当代新技术在药物剂型上得到了应用，比如3D打印技术。美国食品药品监督管理局于2015年批准了Aprecia公司生产的世界首款用3D打印技术制备的处方药产品——左乙拉西坦（Spritam）。该药片可以在5秒内迅速分解，用于治疗老人或儿童的癫痫发作。除此以外，还有很多正在研究中的项目，也非常鼓舞人心。比如通过程序来设计打印片结构，可以获得能够释放药物的片剂，这样就能得到缓释或控释制剂。

比如很多慢性病患者需要服用大量的药物，不仅容易服错药，也容易遗忘。而哈立德等使用挤压式3D打印技术制备了含5种药物的复方片剂，该制剂包含两种独立的释放机制，其中阿司匹林和氢氯噻嗪为速释部分，普伐他汀、阿替洛尔和雷米普利为缓释部分。这样就把多种药物制备在同一个药片中，服一片药相当于之前吃好几种药，从而大大增强了服药的方便性和患者的顺应性。

当代商品生产的一个重要趋势是个性化定制，而合理用药的一个重要理念也是个体化用药。但目前的药物制剂是标准化的，患者（尤其是老年人、儿童患者）往往需要掰开药片获得所需剂量，因此标准化剂量的药物无法满足所有患者的需求。说到这儿，我想起一本英语教材中的一个故事。一个年轻人患了流感，去找他的家庭医生看病。医生问了病情并给他做了检查之后，和这位年轻人沟通。医生拿出两个方案让年轻人自己选择："第一个方案是，你如果能放下手中的工作，我建议你在家好好休息几天，多喝水，开窗通风，保证睡眠。这样，不需要特殊治疗，几天后你就会康复的。第二个方案是，你如果放不下手中的工作，我可以请药师给你配一些药物，让你尽快恢复健康，不影响工作。"年轻人选择了第二个方案。医生于是开了一张处方，药师拿到处方，给年轻人做了基因测定，然后给他专门配制了药物。半小时后，年轻人拿到药师为他专门配制的药物，满意地离开了诊所。故事很简单，但不知你注意到了没有，这里医生给患者开出的是个体化治疗处方。药师是依据医生的处方测定了患者的基因类型后，专门为该患者配制的药物。这个案例反映的药物治疗原则在20世纪末就是个预言，而在今天几乎被奉为药物治疗的圭臬。

3D打印技术可能彻底改变药品生产的方式，使药品从通用化向个性化、按需制造转变。可以设想，在未来药师可以根据每个患者的性别、年龄、体重以及药物基因组学等信息确定最适合患者的给药剂量和给药形式，然后通过 3D 打印技术制备相关制剂，从而实现真正意义上的个体化用药。这是多么美好的前景啊！

"聪明药"的疗效与成瘾

剂型不但有助于提高疗效、减小不良反应，有时候，还会在不同的给药途径下，产生截然不同的药理性质。比如有一种叫硫酸镁的药物，如果用 5% 注射液静脉滴注，会抑制大脑中枢神经，起到镇痛、解痉的作用；而如果口服 33% 硫酸镁溶液，因为硫酸镁在肠道不被吸收，所以不会对中枢产生作用，但由于它的浓度和渗透压高，因而能吸收水分让大便松软，从而机械性地刺激肠道蠕动，进而治疗便秘；而用 50% 的硫酸镁浸润纱布外敷，则能起到消肿的作用。同样的例子还有阿托品，把阿托品做成注射剂，能治疗内脏绞痛，还用于麻醉前减少唾液分泌防止吸入性肺炎等；而阿托品滴眼液、凝胶和眼膏则用于散瞳和治疗儿童低度近视。当然，不是所有的药物都有这种性质，多数药物在改变剂型后，其作用和药理性质是不变的。

再讲一个"聪明药"哌甲酯的案例。有一段时间，"聪明药"哌甲酯（普通剂型叫"利他林"，缓释胶囊叫"专注达"）被炒得沸沸扬扬。热捧的网友说该药是"聪明药"，孩子用了以后能变"聪明"，提高学习成绩。而有些专家和受害家长则吐槽这种药有成瘾性，害了孩子。

那真相究竟如何呢？其实哌甲酯是一种中枢兴奋剂，可以促进脑内多巴胺和去甲肾上腺素的释放，而这些物质与人的自我约束能力、注意力、控制力有关。哌甲酯有较强的中枢兴奋作用和中度成瘾性，被列入第一类精神管制药物，在临床实践中主要用于儿童注意缺陷多动障碍的治疗。但无论是"利他林"还是"专注达"，主要成分都是哌甲酯，关键在于两种药的剂型不同。"利他林"属于普通速释剂型，而"专注达"是采用渗透泵控释技术①的胶囊形控释片。专家们发现哌甲酯的成瘾性是由于服药后血药浓度迅速变化，体内多巴胺水平快速上升，刺激中枢导致强化效应而产生的。而口服"专注达"后血药浓度缓慢、平稳上升，体内多巴胺水平缓慢提高，药效能持续 12 小时，这样在达到治疗目的的同时不易产生成瘾性。这是通过剂型设计趋利避害的又一个例子。

小结

1　剂型是药物的载体与运输系统，是帮助药物进入体内的运载方式。不同剂型就像汽车、飞机、高铁等运输工具一样，能用不同方式把药物送入体内。

2　通过对剂型的优化设计，采用当代新技术，能实现提高药物疗效、减小药物不良反应、发挥药物不同治疗作用的目的。

3　现代科技促进药物剂型不断更新，缓释剂型、控释剂型、靶向制剂应用

---

① 渗透泵控释技术：是以渗透压为驱动力，通过系统中水溶性物质或固体盐产生的高渗透压将药物泵出。采用渗透泵技术制成的制剂能均匀、恒速地释放药物，释药速率几乎不受胃肠道因素如蠕动、pH、胃排空时间等的影响。

日趋广泛；而 3D 打印药物、根据药物基因组学调配个体化制剂等技术和应用已经出现。"小荷才露尖尖角，早有蜻蜓立上头"，药物剂型未来发展的新曙光已出现在我们面前。

———

或许因为药物剂型特别重要，
人们有时称药师为药剂师。

———

第三章

药物使用与评价

如果我现在说"用好药物是一门艺术"，你一定不会相信。但看完这章后，你可能会重新定位你的认知。

其实，"用药"和"善用药"仅一字之差，可意义相隔十万八千里，就像"会下棋"和"象棋大师"隔着十万八千里一样。我将带你走近涉及药物使用的相关领域，和你一起领略"用药艺术"的无限风光。

第一节

"最大"与"最小"：药物选择的逻辑

从这节开始，我们进入一个新的板块"药物使用"。

不过，我不是在这儿教你如何选择药物（处方药）。有病了要去医院，选择药物开具处方，这是医生的权力。你取药之前，药师还要替你审核医生的处方，保证用药的合理性。我只是希望你理解医生和药师选择药物时遵循的基本逻辑，在需要进行药物治疗的时候做个"明白人"。

妊娠期癌症：患者获益和用药风险的博弈

我先带你看一个案例。患者C女士，36岁，怀孕28周时无意觉察到右乳包块，赶紧去医院检查，做完穿刺后，病理提示"浸润性导管癌"。听到这个消息，正幸福满满地等待小生命出生的一家人顿时乱成一团。C女士和丈夫两人都是家里的独生子女，结婚8年，流产3次，好不容易等到今天。可这个噩耗完全打乱了一家人未来的计划。怎么办？保命？保胎？既保命又保胎？先化疗还是先手术？术后化疗方案是什么？面对这一个个治疗矛盾，如何权衡和抉择？

　　诊断明确后，C女士被收入院。全院多科会诊意见是：乳腺癌诊断明确，妊娠胎儿情况不可预知，如果手术仍存在早产、影响胎儿发育等不可预知的风险。肿瘤分型为复发高危人群，但妊娠未满34周，不适合终止妊娠，建议妊娠期化疗。医生把会诊意见和相关建议告诉患者。由于患者有3次流产史，又属高龄妊娠，已到妊娠中晚期，因此患者一家人和医生反复权衡后，决定大人孩子都要保，立即手术，术后化疗。

　　医生与临床药师商量化疗方案，如何在确保胎儿安全的前提下保证疗效？临床药师认为，多数化疗药物都是亲脂性小分子化合物，容易通过胎盘屏障。但患者怀孕28周，已经避开了容易致畸的妊娠早期；通过文献检索得知，妊娠中晚期暴露在化疗下的胎儿出生畸形率为3.8%，与普通人群相比无明显差异，所以可以进行妊娠期化疗。

　　考虑到患者复发风险较大，药师与医师团队选择对胎儿风险较小的AC方案（环磷酰胺+表柔比星）作为孕期化疗方案。最后，在医生、药师的共同努力下，C女士手术成功并顺利产下足月健康男婴，化疗也及时有效。这是一个按照患者获益最大化、风险最小化原则成功实施手术和药物治疗的案例。通过这个案例，你大致了解了医生和药师在面临复杂临床问题时的解决思路。那么，其中有没有什么普遍性的原则和可遵循的逻辑呢？

　　其实，对普通患者和公众来说，没必要了解医生和药师选择药物时所依赖的专业技术，公众需要知道的是选择药物的原则、标准和内在逻辑。那么，医生和药师在选择药物治疗方案的时候，都遵循了哪些原则、标准以及基本逻辑呢？放之四海而皆准的原则就是八个字：安全、有效、经济、适当。这四个词、八个字听起来比较枯燥，如果说得形象一点，就是患者获益要最大、用药风险要最小。另外，药物选择或用药方案要有最新的、可靠的循证医学[①]的证据支持。这就是医生或药师在药物选择上的基本逻辑。根据这个逻辑，我们不妨用决策树框架来分析一下医生或药师在药物治疗方案选择上的思维路径（技术路线）。

第一步，确定治疗目标。目标可分为改善症状、延缓病程或临床治愈。在C女士的案例中，医生、药师、患者（包括患者家人）三方共同的目标就是生下孩子和治疗肿瘤，目标十分明确。

第二步，考虑备选药物或治疗方案（假定有多种）：面临先手术还是先化疗的问题时，考虑患者情况，几经利弊权衡，决定先手术后化疗。考虑化疗药对胎儿的影响，产前化疗在药物选择上更注重安全性（不要对胎儿产生影响），产后则更注重治疗肿瘤的有效性。

第三步，对多种药物的疗效、不良反应有一个预判，假定疗效为正，不良反应为负，分别给定一个分值；同时对疗效和不良反应发生的概率取一个分值。案例参考多个循证医学证据，选择了AC–T方案。孕期使用1 100毫克环磷酰胺和140毫克表柔比星进行化疗，4个周期后使用多西他赛和曲妥珠单抗继续治疗。这样既保证了胎儿的安全，又保证了化疗效果。

[①]　循证医学：其核心思想是医疗决策（病人的处理、治疗指南和医疗政策的制定等）应在现有最好的临床研究依据的基础上做出，同时重视结合个人临床经验，强调合理用药和促进卫生管理及决策科学化。

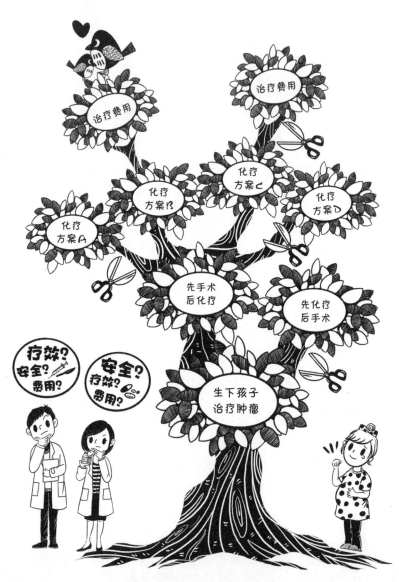

用决策树确定药物治疗方案

　　第四步，每一种药物都涉及费用，分别给治疗（包括疗程）费用定一个收益系数。这主要是从药物经济学的角度来考虑的，在很多情况下，它也在选择和权衡的范围内。

　　你看，由干—枝—权—叶逐级延展，我们很容易构建一个决策树框架，经过评价、权衡，选择一个效益和风险比最大的药物或药物治疗方案。当然，医生开具处方时不会每次都按这个流程来决策，决策树只是用来说明医生开具处方或药师审核处方时的一种思维路径。

　　有时除了必须要在有限的药物中选择一种药物或在有限的方案中选择一种方案进行治疗以外，我们还面临着是否应该用药或停药的选择。比如急性冠状动脉综合征的药物治疗核心是抗血栓治疗，但使用抗栓药可能出血，不使用或中途停药又面临血栓风险，如何抉择？其实每位患者都有不同的病理情况，医生和药师根据不同情况会做出不同的判断并给出相应的建议，但是底层逻辑都是同时保证药物治疗效益最大化和风险最小化，在两者之间做出最优的选择。

　　我们再看一个例子。患者B，36岁，体检查出肺癌，术后两周出现肺栓塞，医生推荐患者看Z药师的抗凝门诊。Z药师建议用华法林进行抗栓治疗，但没料到治疗两周后，患者牙龈出血。医生觉得继续治疗有持续出血的风险，主张减量或停用华法林。但Z药师认为，减量或停用华法林，肺栓塞会继续发展，导致更严重的问题，如果三个月后栓塞不能消除，就需要终身服用华法林，这会给患者带来更大的风险和治疗负担。这真是一个两难的抉择。

　　Z药师与医生反复沟通，考虑患者比较年轻，又是新发患者，继续用药可消除凝血，使肺栓塞得到治愈。而患者牙龈出血很可能是牙周炎或牙结石导致，就是不用华法林也可能牙龈出血。于是建议口腔科会诊，同时足量使用华法林，把凝血酶原国际标准化比值尽量控制在3左右。结果，口腔科会诊认为出血确实主要由牙周炎和牙结石引起，经治疗后好转。在Z药师的建议下，该患者持续足量使用华法林治疗，同时监测凝血酶原国际标准化比值。三个月后复查，肺栓塞完全消除，华法林抗凝治疗在风险已知并可控的前提下获得了最大效益。

前面说的都是治疗单一疾病时的药物选择，那要是多种疾病需要多种药物治疗，药物选择的逻辑又是什么呢？比如王大爷年纪大了，身患多种疾病，从外省来北京大医院看病。看了外科又看内科，看了张医生又看李医生，张医生开了A、B、C三种药，李医生又开了D、E、F三种药，他先前还用着其他三种药，你说该用哪些药、停哪些药？

其实，在这种情况下，除了要考虑用药效益最大化和风险最小化以外，还要进行药物整合。从药师的角度看，药物整合就是区分治疗的主要矛盾和次要矛盾，在用药品种过多的情况下适当做"减法"，停掉一些可用可不用的药物。这个科学选择和决策的过程叫"药物整合"。在药物作用于人体时，药物与药物之间也在发生着相互作用，而这些相互作用可能影响着药物作用的发挥，或带来难以预知的药物不良反应，从而可能增加更多风险。

在药物选择上，其实还有一个重要的问题，就是如何平衡患者的短期治疗效益与长远利益。前两年有一部很火的电视剧叫《急诊科医生》，在第一集中，何主任在面对一位手部被机器严重碾伤的农民工患者时，在简单诊察后决定马上手术截肢。那位留美回国正欲报到上班的江医生正巧路过，看到这一场景，"很不知趣"地提出了相反意见："何主任，你没有全面分析病情和预后就决定截肢，太草率。农民工的手是全家生活的来源，没有手全家今后怎么过？"江医生建议尽量保守治疗，设法保住这只手。此时何主任还不知这位江医生是谁，只觉得她说得似乎有那么一点儿道理，但他还是认为自己更专业，于是反驳道："你说得倒轻松，保守治疗要接骨头、接血管、接神经，要长期进行恢复治疗，并且能不能保证手部功能还另说。还有，大笔手术费用谁承担？"两人的争论没有结果。你看，面对这样两难的抉择，是不是也很难权衡？这不但考验医生的技术水平，还需要平衡患者的短期效益与长远利益，在更深的层次上，也是对医者良心的考验。

　　在药物治疗中，同样面临这样的问题。比如对于晚期肿瘤患者，什么是患者最大利益？是生命的长度，还是生命的质量？是个体生命的有限延长，还是全家生活的长远考虑？在不同文化背景和生活状况下，这个问题有不同的答案。

　　另外，药物并不总是在时间足够和条件充分的情况下任你选择的，有时情况紧急，有时无药可选（只有一种药，或缺乏相应的药），怎么办？这时就必须有紧急情况下的行动预案。拿药物禁忌证举个例子，通常情况下，药师在审核处方[①]时如果发现有药物使用禁忌，应

---

① 处方审核：是药师的药品调配工作中第一个也是最重要的一个环节。根据卫生部《处方管理办法》规定，"药师应当对处方用药适宜性进行审核，药师经处方审核后，认为存在用药不适宜时，应当告知处方医师，请其确认或者重新开具处方，药师发现严重不合理用药或者用药错误时，应当拒绝调剂，及时告知处方医师，并应当记录，按照有关规定报告"。

拒绝发药，退回处方并告知医生重新开具处方。但在紧急危重情况下，只要对挽救生命有利，就需打破用药禁忌。比如前列腺肥大和青光眼是阿托品的禁忌证，而有机磷（农药中多含有）中毒必须使用阿托品来抢救，这时如果患者合并前列腺肥大和青光眼，那这个禁忌就必须打破了。

合理用药和合理停药的"艺术"

当药物选择与合理用药的技术达到炉火纯青的境界时，也可称之为用药的"艺术"。下面来看看这个案例。

20世纪80年代，一位老年女性患者因膀胱感染入院。W医生获悉病情后，先是用了一种作用强度中等的抗菌药，几天下来，没有任何效果。W医生赶紧换了效能更强的抗菌药，还是没效果。这位医生于是启动联合用药，就是几种抗菌药一起用，可是依旧没效果。W医生纳闷儿了，这几种抗菌药都能到达膀胱，联合用药过去效果极好，这次怎么没有效呢？然后W医生就给患者做药物敏感性检查，原来这位患者在医院住了太久，早期感染的细菌被杀死了，但很不幸，又在医院里感染了多重耐药菌①，结果所有能到达膀胱部位的抗菌药都对患者无效了。这么折腾下来，患者逐渐出现高热、休克、败血症等症状。情况十分危急，如果感染再控制不住，接下来就会出现多器官衰

---

① 多重耐药菌：2011年卫生部颁布的《多重耐药菌医院感染预防与控制技术指南（试行）》指出，多重耐药菌是指对临床使用的3类或3类以上抗菌药物同时呈现耐药的细菌。其出现是细菌变异及过度使用抗菌药物的结果。

竭甚至死亡。就算感染慢慢控制了，也不行，人长时间高热，即使被治好也傻了，所以要立刻想办法。可是对于膀胱感染，医生除了药物治疗，别的治疗方式比如手术、放疗等都用不上。这时候，W医生启动了多科室会诊。看了病历，听了W医生的病情介绍，药剂科的Z药师脑洞大开，他说："既然没有有效的抗菌药可用了，我们是否可以直接向膀胱里灌碘伏？"W医生听了，立刻赞叹这个想法很好！碘伏是外用消毒剂，广谱杀菌，医用碘伏稀释两倍，可以漱口，治疗口腔炎；也可治疗烫伤、滴虫性阴道炎、霉菌性阴道炎、皮肤霉菌感染等。我们手上要是划破了一个口子，就涂点儿碘伏。打针抽血，也是先用碘伏做皮肤消毒。手术、器械消毒、医生洗手，都要用碘伏。因为碘伏比酒精温和，涂到伤口上不会让人觉得疼，所以很受欢迎。既然没有药物可用，那么我们直接用外用消毒剂，把膀胱泡在消毒剂里，什么细菌都能杀掉，问题不就解决了吗？但是，外用药禁止口服，现在直接给膀胱灌注，会有什么后果呢？这必须要系统研究。于是Z药师就做了一番研究，发现真没有先例。但是经过反复评估，觉得原理成立，值得一试。只有一个问题，就是把碘伏直接灌进人体，患者突然吸收大量的碘，会不会出现碘中毒？W医生考虑了半天，说这时候抗感染是关键，把命保住了，才有机会说下一步。并且碘吸收造成的甲亢，是外源性、一过性的，停用碘伏之后，应该能恢复正常。于是，W医生与Z药师共同制订了治疗方案，并告知患者碘伏灌注的用药依据。这属于说明书外用药，有一定的风险，经患者和家属理解并同意后，给患者的膀胱直接灌进了50毫升碘伏。结果感染很快被控制，患者的命保住了，也没有其他不良反应出现，结局令人满意。

这是药师与医生综合利用微生物学、药理学和药物治疗学知识，用创造性的方式、方法解决临床疑难问题的经典案例，表现了药师与医师合理用药与选择药物的"艺术"。鲁迅先生曾说过："画家所画的，雕塑家所雕塑的，表面上是一幅画、一座雕像，其实是他思想和人格的表现。"借用一下鲁迅先生的表达逻辑，上面这个案例看似是一个合理用药的实践，但其中体现的是医生和医师对医学和药学的深刻理解和创新的应用，以及救死扶伤的道德修养。

用药可以是一种"艺术"，而合理停药也是一种用药的"艺术"。再举个例子。临床上经常会遇到一些"无法处理"的难治性感染病例，比如肠穿孔患者会有大量肠液流到腹腔，造成感染，但是患者的身体条件又不允许做穿孔修补手术，那怎么办？在这种情况下，经常是抗菌药物用了一轮又一轮，有的甚至造成细菌耐药和二重感染。其实这就考验医生的智慧和胆魄了，在条件允许的情况下，可以合理停药。只要引流充分，也就是医生用一根导管把这些坏死物质引到体外，停药后，并不会造成感染的加重，在营养支持、换药、充分引流的情况下，很多患者可以逐渐痊愈。

此外，还有被药师称为"处方瀑布"的情况，就是针对一种病症用了一种药物，针对该药不良反应加用另一种药物。比如患者用万古霉素控制感染后，又出现发热，用非甾体抗炎药退热后又引起消化道反应，于是又用药控制消化道的症状。但也许只要把万古霉素停了，就退热了，非甾体抗炎药、保护胃黏膜的药物也都不需要用了。你看，停药就是"无为而治"，同样获得了最大的治疗效益，并避免了可能发生的风险。

很多时候，只有当我们接触真实的患者，才发现书本里的那些知识，好像不是拿过来就能直接用的。为了解决这些实践问题，医生和药师需要联手综合运用多学科知识，创造性地解决问题。所以我说，合理使用药物是一门"艺术"。

小结

1. 药物选择的核心是用药效益最大化、风险最小化。合理用药的基本原则是：有效、安全、经济、适当。但这四条原则不是并列的关系，药物选择首先必须有效，其次相对安全；经济与适当在不同情境下可以有不同的考量。

2. 用决策树框架进行复杂药物治疗方案的选择，可以沿正确路径得到较为正确的结果；药物选择与合理用药达到炉火纯青的境界可称为用药的"艺术"。

3. 鉴于疾病与药物作用的复杂性和医学水平的限制性，就算药物选择的逻辑永远正确，也不意味着永远成功。我们所能控制的只是遵循原则的行为，所谓"谋事在人，成事在天"。遵循逻辑与规律，更容易得到一个好的结果。

用药"艺术"：
在科学基础上诗意般的选择。

是地板而不是天花板：
聊聊超说明书用药

2014 年 6 月 25 日，权先生的妻子早产产下一对双胞胎女儿。其中一名女婴乐乐因先天性心功能不全、肺动脉高压①、新生儿肺炎（感染性）、急性呼吸衰竭（Ⅱ型）等症状，于 7 月 21 日到西安市某医院就诊，入院后插入呼吸机接受抗感染治疗。一周后，该院医生给权先生女儿开具了万艾可（西地那非）的处方，由权先生外购后交给医生，再由医生给乐乐使用。不幸的是，用药后第二天，乐乐病危。8 月 15 日，乐乐经抢救无效而死亡。为此，权先生把该医院告上法庭。一时间，网民沸沸扬扬。网民的立场截然分为两方，大部分不了解医学知识的网友说医生草菅人命，也有少数清醒的网友直接贴出了西地

---

① 肺动脉高压：指肺动脉压力升高超过一定临界值的病理生理状态，可导致右心衰竭，由多种原因引发。肺动脉高压可以是一种独立的疾病，也可以是并发症，致残致死率很高。

那非用于治疗肺动脉高压的医学证据。

上面这个案例很典型，网友的发言情有可原，公众对超说明书用药还知之甚少。这节我就和你聊聊超说明书用药的是是非非。

什么是"超说明书用药"？

前不久，在网上看到一个帖子："厉害！看看国外农民用什么机械犁地"。我忍不住打开看看，原来是一个老式蒸汽火车头，冒着黑烟轰隆轰隆开过来，后面拖着一排六铧犁，刚收割过的土地被整整齐齐地翻耕了一遍。没想到火车头被安上履带，还能当拖拉机犁地。

其实，在药品使用领域，就有不少"火车头当拖拉机犁地"的事，这就是超说明书用药，规范的说法是"药品未注册用法"，也称为"药品说明书外用药"。那么，究竟什么是"超说明书用药"？目前，美国、德国、意大利、荷兰、新西兰和日本已有超说明书用药的相关立法。超说明书用药是指给药剂量、适应人群、适应证或给药途径等在药品说明书中没有记载，或与说明书不同。我国目前没有超说明书用药的相关立法，但相关行业组织有共识和指南对此进行规范。而印度是全球唯一不允许超说明书用药的国家。

除了上述用西地那非治疗肺动脉高压的案例外，类似的常见例子还有用二甲双胍治疗多囊卵巢综合征，用阿瓦斯汀治疗老年黄斑变性，用沙利度胺治疗系统性红斑狼疮和多发性骨髓瘤，用吲哚美辛预防早产等。并且对于尚未结束的新冠肺炎疫情也有不少超说明书用药，比如用羟氯喹抗新冠病毒，有的用"抗体鸡尾酒疗法"等。美国

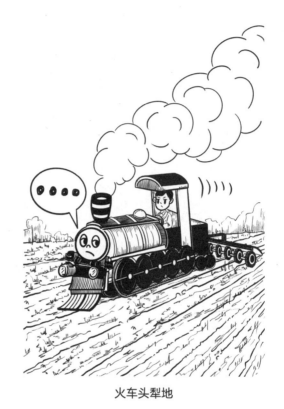

火车头犁地

是超说明书用药较多的国家，据报道，美国有 21% 上市药物存在超说明书用药的情况，在成人用药中占 7.5%~40%，而在儿科用药中的比例竟高达 50%~90%！

为什么有那么多超说明书用药？

你可能要问，药品说明书对适应证和用法用量等不是有明确规定吗？的确，药品说明书是经药品监督管理部门审批核准，指导药品正确使用的文件，具有重要的法律地位，但临床上仍然有很多超说明书用药的情况，这是为什么呢？

举个例子，秘鲁人的祖先印加人发现马铃薯时，只是用火烤烤就吃；随着时间的推移，人们发现马铃薯烤完了再蘸点盐更好吃；之后，有人发现它和牛肉、番茄一起炖很香；还有人发现把它切成条油炸后再蘸番茄酱最好吃，这就是今天的炸薯条了。你看，一个新事物出现以后，总是不断突破它的原始功能，从而被应用在新的场景中。当然，药品和食品不同，但二者发展和创新的规律是一样的。

至于前面的案例提到的西地那非，研究人员在研发初期发现该药能释放生物活性物质一氧化氮，从而舒张心血管平滑肌，达到扩张血管、缓解心血管疾病的目的。但是临床研究显示，作为一个心血管治疗药物，西地那非令人失望，无法成为一个能成功上市的新药。就在要放弃该项临床试验的时候，研究人员阴差阳错地发现西地那非对受试者的性生活有改善，于是西地那非引起阴茎勃起的药理作用和临床应用就这样被意外地发现了。

西地那非的适应证只有一项，就是阴茎勃起功能障碍。药品说明书中的注意事项明示不适用于新生儿、儿童或妇女。而权先生就此认为乐乐死亡与医院误用西地那非有关，和医院打起了官司。但医院则认为，西地那非能选择性地对肺血管起到舒张性作用，减轻肺动脉高压状态，用药是有依据的。同时，《实用新生儿学》等专业医学书籍和教材都把西地那非作为治疗肺动脉高压的药物进行介绍。制药公司也指出，医生的处方与药品说明书不冲突，因为医生有用药的经验，这样使用也有临床证据的支持。

你看，对于患者不理解、不认可的超说明书用药，医生和医院却认为有道理和理论依据。究竟谁是谁非？

"眼药门"事件——困境中的挣扎

其实，研究人员和制药公司研发一种药物时，由于对这种新药的认知有限、动物模型有限、受试人群和病种有限，不可能对新药的适应证、疗效和安全性做出全面的评价。那么，由此撰写的药品说明书当然也只是依据有限的临床研究得出的结论（适应证和用法）。而随着新药上市、使用人群扩大，医生逐渐积累了经验，对药物的认知也越来越深入，更多的适应证、用法就被"发明"了出来。但说明书不可能紧随临床研究的发展和使用经验的积累而及时更新，这样就造成了很多超说明书用约的情况。

较典型的是儿科超说明书用药。由于伦理的限制，新药研发的临床试验都是在健康成年人中开展的，没有儿童的数据。因此，药品说明书都会客观地告知使用者"儿童用药的安全性和有效性尚未确定"和"本品尚无儿童用药的依据"。显然，这样的药物如果用在儿童身上就属于超说明书用药了。

就像上面分析的一样，在医疗界，超说明书用药被认为有其合理性，甚至很多医生不关心药品说明书，反而认为用药的最终决定权在医生。为什么呢？其实就是药品说明书滞后于医学的发展。不知你是否还记得十年前闹得沸沸扬扬的阿瓦斯汀致患者失明事件，我们来简单回顾一下事件的始末。

1971年，美国科学家尤达·福克曼提出可以通过抑制血管生成、掐断肿瘤血液供应进行肿瘤治疗的理论。2004年，依据这一理论研发的首款新药阿瓦斯汀（贝伐单抗）正式获得美国食品药品监督管理局批准在美国上市，用于治疗转移性结肠癌和非小细胞肺癌，成为肿瘤治疗领域的"重磅炸弹"。阿瓦斯汀进入中国后被批准的适应证是结肠癌，但很多眼科医生依据其药理作用和国外专家的经验将阿瓦斯汀用来治疗老年性黄斑变性，取得了很好的效果。但不幸的是，2010年9月上海市一家医院爆出了"眼药门"事件。患者注射阿瓦斯汀之后出现了眼内炎的症状，严重者还出现了视力减弱甚至失明的症状。虽然据调查，受害患者使用的阿瓦斯汀是不良药贩用生理盐水灌注的，但还是有媒体报道此事时使用了"直肠癌药当眼药"的惊悚标题，一时间舆论哗然，相关医院受到惩处，中国眼科界对阿瓦斯汀更加谨慎，几乎没人再用阿瓦斯汀治疗老年性黄斑变性。结果，老年性黄斑变性患者，从此要么面对昂贵的医疗费用，要么只能采取保守治疗，这也意味着因老年性黄斑变性而失明的患者可能将大幅度增加。

在阿瓦斯汀"眼药门"事件中，虽然眼科医生用心良苦，用药也有依据，治疗费用远低于常规药物乐明清（雷珠单抗），临床效果也很好，但用阿瓦斯汀治疗老年性黄斑变性为超说明书用药，所用药物从法规角度来讲尚未得到批准。这次事件中的各种法规与利益冲突值得深刻反思。

医学是一种实践性和探索性极强的科学活动，在西方，一旦药监部门批准了某种药物，只要患者同意，医师协会默许，药监部门不会干预医生在临床上对该药进行超适应证使用。相应地，西方的医师协会一般也独立于药监部门而存在，在必要时还会就某些议题向政府和药监部门申述，甚至对某些事件提出批评。另外，如果完全不给医生自主、合理的处方权力，会大大限制医务人员的专业活动。如果要求医师必须机械地遵循说明书用药规定，反而可能损害患者的利益，这样的例子在临床上有很多。比如抢救过敏性休克患者需要使用去甲肾上腺素或美芬丁胺，而该患者合并高血压，高血压是上述两种药的禁忌证，在这种情况下，医生为抢救患者的生命就必须突破说明书禁忌证的限制了（也属于超说明书用药）！

超说明书用药——正确认知、理性对待、规范程序

虽然超说明书用药有其合理性，但临床上的确有医生在没有科学依据的情况下，擅自改变药品的剂量和给药方式，最终造成患者受伤害的案例。也有些医生在缺乏理论基础和充分经验的情况下，仅仅基于某种习惯和传统就随意扩大药物适应证或用法，比如让患者口服双黄连注射液。类似这些违反说明书用药的情形，必须严格禁止。

实际上，超说明书用药存在着巨大的法律风险。虽然相关政府部门制定了《处方管理办法》等多部规范药品使用的法规，但迄今尚无法律法规明确对超说明书用药这一行为进行规定。并且《侵权责任法》、《执业医师法》和《药品管理法》中涉及的相关条款，原则上都不支持超说明书用药。在法律界，药品说明书被认为是诊疗规范，可以用来衡量医生用药行为的合法性。基于法律界的这种认知，已经发

生多例医生因为超说明书用药而赔偿的案例。

　　医疗界、公众和法律界的认知差异，在实践中给医务人员造成了重大的风险隐患。在很多情况下，按照说明书患者无药可医或者无法应用更好的药物和疗法，尤其在儿科较为多见。如果按说明书用药，法律不支持，一旦出问题，医生、医院承担巨大的风险。不过，总是先有医疗行为后有医疗法律规范。那么，在目前还没有明确的法规依据的情况下，究竟如何平衡超说明书用药的客观需要和现行法律的制约呢？如何界定超说明书用药的合理性，以及超说明书用药应如何处置，确实是一个难题。

　　需要明确的是，在医疗界，药品说明书并不具备诊疗规范的地位。美国食品药品监督管理局非常明确地指出，药品说明书为一项重要的参考文献，但不能作为对医师处方权的限制。在临床实践中超说明书用药的情形，是有合理性的。但药品说明书是重要的用药指导资料，任何超说明书用药行为必须提供依据，证明其合理性。

　　在我国目前还没有超说明书用药的法律规范的情况下，针对临床医生在实践中超说明书用药决策上的困难，由广大医生、药师和法律工作者联合起来，在充分讨论的基础上，形成专家共识或行业共识，在条件成熟时将超说明书用药原则上升为规范，是一条可行的出路。我国广东省药学会于2010年率先提出了一条专家共识。之后，其他行业组织也纷纷提出一些指南或专家共识。下面我就做出简要的综合解读。

　　共识首先援引了医疗界普遍认可并遵循的《赫尔辛基宣言》和美国食品药品监督管理局于1982年4月对"药品未注册用法"发表的

声明，说明"当无现存有效的预防、诊断和治疗方法治疗病人时，若医生觉得有挽救生命、恢复健康或减轻痛苦的希望，那么在取得病人知情同意的情况下医生应该不受限制地使用尚未经证实的或是新的预防、诊断和治疗措施"。接着，共识规定了超说明书用药须遵循的几项原则。

（1）在影响患者健康或危及生命的情况下，无合理的可替代药品：在"超说明书用药"时，必须充分考虑药品不良反应、禁忌证、注意事项，保证患者获得的利益大于可能出现的危险，保证该用法是最佳方案。

（2）用药目的不是为了研究试验：用药目的必须仅仅是为了患者的利益，而不是为了研究试验，这体现了医务人员的职业操守。

（3）有合理的医学实践证据：如有充分的文献报道、循证医学研究结果、多年临床实践证明及申请扩大药品适应证的研究结果等。

（4）经医院药事管理与药物治疗学委员会以及伦理委员会批准：在"超说明书用药"前，应向医院药事管理与药物治疗学委员会及伦理委员会提出申请，由药事管理与药物治疗学委员会及伦理委员会充分研究后决定，但紧急抢救情形下不受此条限制。

（5）保护患者的知情权：在"超说明书用药"时，医生应告知患者治疗步骤、预后情况及可能出现的危险，患者表示理解后签署知情同意书。

小结

———

1. 超说明书用药是指给药剂量、适应人群、适应证或给药途径等超出药品说明书范围的用法。目前，美国、德国、意大利、荷兰、新西兰和日本等国允许超说明书用药，并已有相关立法和规范。

2. 一个新事物被发明或出现以后，总是不断突破它的原始功能，总有各种新的应用场景出现。新药上市前，人们不可能对新药的适应证、疗效和安全性得出全面的评价。随着药品上市、使用人群扩大，医生对药物的认知也越来越深入，更多的说明书以外的适应证、用法就被"发明"了出来。

3. 药品说明书"是地板而不是天花板"，超说明书用药具有合理性与必要性。超说明书用药的基本原则是：目的正确、循证支持、程序合理、患者知情。

4. 如果你遇到医生超说明书用药，要和医生主动沟通，了解医生用药的目的和原委。医患双方的理解和配合能使药物治疗效果倍增。

———

药物超说明书使用
是在科学基础上做出利弊权衡后，
让患者获益的一种不得已选择。

———

人类与细菌耐药性的竞赛：胜算几何?

对人类而言，病原微生物包括寄生虫、真菌、细菌、螺旋体、支原体、立克次体、衣原体、病毒等。但就致病力以及对人类的重要性而言，细菌和病毒最为显著。

在与人的关系上，抗菌药与治疗其他疾病的药物有很大的不同。对于抗菌药以外的药物，我们只需考虑它与人（疾病）的关系，而抗菌药与人（疾病）涉及三角关系，即药物、人（疾病）以及细菌或病毒之间的关系。药物进入人体后，经过吸收、运送，到达细胞并作用于细菌，细菌被杀灭（或抑制）并被人体清除，机体康复。正是这个原因，在细菌感染性疾病的治疗上，我们面临着更为复杂和困难的局面。

抗感染治疗的曙光

1928 年的一天，亚历山大·弗莱明意外发现了青霉素。当时，他正用显微镜观察被霉菌污染的培养皿，结果发现霉菌周围的葡萄球菌

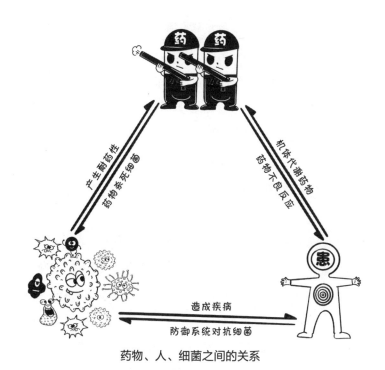

药物、人、细菌之间的关系

菌落溶解了——这意味着霉菌的某种分泌物能抑制葡萄球菌。弗莱明确认这些具备抑菌能力的霉菌为青霉菌，并将其分泌物命名为青霉素。这一事件大大加速了现代医学的发展，以青霉素为代表的抗生素自此登上历史舞台，成为20世纪人类治疗传染性疾病的利器。除了弗莱明，另外两位学者也对青霉素的发现做出了重要贡献，他们是霍华德·弗洛里和厄恩斯特·钱恩，这三人因此一起获得1945年诺贝尔生理学或医学奖。从青霉素的发现开始，人类就结束了"赤手空拳"与病原微生物搏斗的历史，终于拿起武器向细菌宣战了！

人们在20世纪20年代发现了青霉素，30年代发明了磺胺类药物，40 年代发明了链霉素、四环素和氯霉素，50 年代发明了红霉素，60 年代发明了头孢菌素和喹诺酮类抗菌药……一系列抗菌药物和细菌奋力抗争，人类应用抗菌药物有效地治愈了各种细菌感染性疾病，使这类严重威胁人类生命的疾病变得可以控制了。人类在与致病微生物的战斗中似乎取得了压倒性的胜利。

人类的无知与细菌的反扑

不幸的是，人类对抗菌药物的认识出现了偏差。人们在抗菌药物的开发应用方面获得了巨大成就，开始藐视微小的细菌，并随心所欲地应用抗菌药物。人们不但将抗菌药用于治疗人类的感染性疾病，更把这些药物用于畜牧业和渔业，以期控制家禽家畜和鱼类的感染，提高养殖业的产量。人们想当然地以为："神药"永远存在，老药虽然最终可能失效，但更新、更好、作用更强的药物会取代它们。但真相并非如此。

人们发现原本有效的抗菌药物已经不能再有效控制感染了，致病细菌对抗菌药物产生耐药性的事实很快就被证实，一些致病菌耐药性的产生和传播势头令人瞠目。不少致病菌还会对多种抗菌药物呈现"多重耐药性"，人们把这种细菌称作"超级细菌"。越来越多的人们所必需的抗菌药物正在失效，人类在感染性疾病面前可供选择的治疗手段日益减少。

说到这儿你可能会问："细菌为什么会产生耐药性？"其实答案很简单，产生耐药性是细菌在生存压力下的变异和自然选择。比如，在一群同样的细菌中总有对药物不敏感的特殊菌株，或者一些细菌在抗菌药的不断攻击下发生了基因或代谢途径变异，这样就可以躲过抗菌药的攻击。这样，原来占有生存优势的敏感菌被抗菌药杀死了，而发生变异的却顽强地活下来，不断迭代繁殖，成为新的优势耐药菌群，通过这种方式产生的耐药性称为细菌的获得性耐药。细菌的另外一种耐药性叫天然或固有耐药性，这是由耐药细菌染色体基因决定的。这就像玉米对除草剂有天然耐药性，地里喷了除草剂，草都死了，玉米却不受其害，照样茁壮生长。另外，细菌对某种药物耐药后，对于结构近似或作用性质相同的抗菌药物也可产生耐药性，称之为交叉耐药性。

其实，弗莱明很早就意识到了细菌耐药性的威胁。他在 1945 年被授予诺贝尔奖时就表达了对此的担忧："也许到任何人都能在药店购得青霉素的时候，危险就会来临。有些人的用药量不足以剿灭目标微生物，那些细菌暴露于非致命剂量的杀伤环境下，在长期的定向选择中演化出耐药性。"有专家预计，到 2050 年，细菌的耐药性每年将造成 1 000 万人死亡。我们怎么办?

我们是否会被卷入后抗菌药时代

固然，细菌产生耐药性的原因是细菌在抗菌药物压力下的一种进化，但这仅是生物学意义上的原因。而细菌耐药性迅速发展的根本原因则是人类对抗菌药物的滥用。这种滥用可以分为三个方面。第一，医务人员和公众（如购买抗菌药治疗流感）针对轻微感染过度使用抗菌药物。第二，欠发达地区因资金短缺而导致抗菌药用量不足或不能完成疗程（没有彻底清除细菌，却培养了耐药菌）。第三，畜牧养殖业、渔业滥用抗菌药[①]。这些才是细菌广泛产生耐药性的根本原因。

人类与细菌之间似乎在进行一场"生存竞赛"。为此，世界卫生组织紧急呼吁，如不采取正确的纠正和预防行动，世界将进入后抗菌药时代，许多常见感染将不再有药可医，感染性死亡人数将有增无减。在应对细菌耐药性这个问题上，人类启用了最古老的智慧——"大禹治水，堵疏结合"。"堵"就是正面对抗，继续研发新的、更有效的抗菌药物；"疏"就是合理使用抗菌药物，甚至用智慧、合理的方式与细菌"和谐相处"。下面我们就分别聊聊这两方面的问题。

在 20 世纪 80 年代之前，制药企业因为看到抗菌药物研发带来的巨额利润而纷纷投入巨资，掀起了抗菌药物研发的高潮。但随着人类在渔业、畜牧业和医疗领域滥用抗菌药，细菌迅速产生耐药性，上市不久的抗菌药迅速失去临床价值，导致制药企业研发抗菌药物的积极性下降。我们失去有效抗菌药物的速度远远超过替代药物的开发速度。为什么？ 道理很简单，研发抗菌药物不赚钱了。比如，A 药企和 B 药企同时投入 10 亿美元研发药物，A 药企研发的是一种新型抗菌药，B 药企研发的是一种新型抗高血压药。8 年后，两种药同时被批准上市。A 药企的新抗菌药上市 3 年后，由于人们滥用抗菌药，开始出现耐药菌株，5 年后，原来的敏感细菌广泛耐药了，临床应用价值一天

[①] 畜牧养殖业和渔业使用抗菌药数量：农业农村部《2019 年中国兽用抗菌药使用情况报告》指出，我国 2019 年使用的兽用抗菌药总量为 30 903.66 吨。其中使用量最大的是四环素类，其次是多肽类、β–内酰胺及抑制剂类和大环内酯类。

比一天小。而 B 药企的新型抗高血压药应用日渐广泛，并且患者需要长期用药，于是市场日趋扩大。

你看，如果新抗菌药上市后是这样一个结果，药企还有研发的积极性吗？资料显示，从 1983 年至 1992 年 10 年间，全球共上市了 26 种新抗菌药物；而从 1998 年至 2007 年 10 年间，全球只有 7 种新抗菌药物上市。抗菌药的研发生产一旦变得无利可图，资本就会流出。一方面细菌不断产生耐药性，另一方面制药企业研发新抗菌药的积极性下降，人类在严重感染性疾病面前真的面临无药可用的危险局面！因此世界卫生组织在《遏制抗微生物药物耐药性的全球战略》中要求各国政府制定相关政策鼓励制药企业重视抗菌药物的研发。

就在人类与新冠疫情殊死搏斗的时候，我们看到了抗菌药物研发的新曙光。2020 年 2 月 20 日，《细胞》杂志发表了美国麻省理工学院合成生物学家吉姆·柯林斯领衔的一项研究。吉姆·柯林斯利用一种新的人工智能技术，从 1.07 亿个分子中筛选出了一种广谱抗生素，可对抗包括结核分枝杆菌在内的许多超级细菌。研究人员给这种新型广谱抗生素取名为 Halicin，其名字源自电影《2001：太空漫游》中的计算机系统 HAL。"Halicin" 对多种耐药菌具有杀菌效果，能够帮助人类应对细菌耐药性的潜在危机。

Halicin 的抗菌原理也非常新颖，以往抗生素的作用机制主要是阻断细胞壁的生物合成、DNA（脱氧核糖核酸）的修复或者蛋白质的合成。而 Halicin 却另辟蹊径，它通过破坏质子在细胞膜上的流动，来扰乱细菌细胞膜上的电化学梯度。我们知道，细胞的能量来源是经葡萄糖转化而来的三磷酸腺苷，而产生三磷酸腺苷需要保持细胞膜两边的

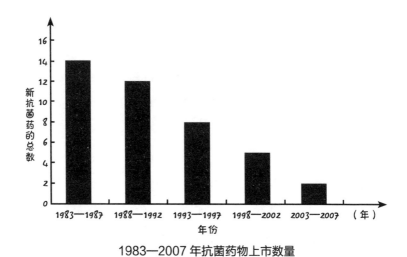

1983—2007 年抗菌药物上市数量

电化学梯度。所以，如果电化学梯度被破坏，细胞得不到能量供应就会死亡。研究人员用 Halicin 治疗感染了鲍曼不动杆菌的小鼠，该病原体能耐受已知的所有抗生素，但在使用了 Halicin 后，感染竟在 24 小时内被彻底消除。这真是一个令人欣喜的发现！人工智能技术的应用和 Halicin 的发现很可能开辟一个全新的抗菌药研发领域。

2020 年 10 月，英国昆士兰大学分子生物科学研究所的研究人员罗伯特·帕顿教授和马特·斯威特教授，以及巴塞罗那大学的阿尔伯特·波尔教授的国际合作研究成果在《科学》杂志上发表，他们发现细胞内包裹着油脂的脂滴有帮助人体抵御细菌感染的功能。这些脂滴既是食物来源，又是对抗细菌入侵的"秘密武器"——它悄悄地参与了病原体和细胞之间的战斗。在给实验动物注射脂多糖的实验中，实验人员观察到这些动物肝脏细胞中脂滴的数量明显增多。在模拟细菌感染的动物中，脂滴中参与脂质代谢的蛋白质数量明显减少，相反，大量天然免疫蛋白在脂滴上聚集起来，并向细菌移动，而分离出来的脂滴可以起到抑制大肠杆菌生长的作用。这说明由脂多糖驱动的免疫信号可能启动了脂滴的抗菌作用。人体自然防御能力的这个新发现可能为抗菌药物的开发提供一个崭新的途径。

当然，除了"堵"，更重要的方法还是"疏"。所谓"疏"，就是延缓细菌耐药性的产生，这主要包括两个方面。一是在医疗领域合理使用抗菌药物，二是在畜牧业、渔业领域减少、控制抗菌药物的使用。

20 世纪末，世界卫生组织在世界卫生大会上发出倡议，并制定《遏制抗微生物药物耐药性的全球战略》，提供了一个合理使用抗菌药物、延缓耐药菌出现和减少耐药菌扩散的干预框架。这个全球战略涵盖患者和公众以及医师和药师，涵盖医疗机构以及政府和卫生系统，涵盖医疗卫生领域以及畜牧业、渔业，全面提出了遏制细菌耐药性产生的一系列措施。我国卫生部积极响应世界卫生组织的倡议，出台了《抗菌药物临床应用管理办法》，实施以来取得了较好的效果。我们需要认识到细菌耐药不仅仅是一个医学和药学方面的问题，也是一个社会问题。正确认知、合理使用抗菌药物与我们每一个人的健康和生命紧密相关。

"驯化"细菌，与微生物"共生"

除了"堵"与"疏"之外，人类还有没有控制细菌耐药性的其他办法呢？其实，自从人类诞生以来，就面临着地球上所有生物的威胁。大型野生动物尤其是食肉动物把人类当成猎物，那些看不见的微生物让人类患上各种各样的疾病。而人类也总是在与地球上其他生物的斗争中，不断繁衍。一些微生物在与人类共生的进化过程中甚至成为我们肌体的组成部分。美国弗吉尼亚大学最新的一项研究表明，动物（甚至包括植物）细胞中的线粒体①其实是寄生细菌，这些寄生细菌可以为动物和植物提供能量，在细胞中作为"能量寄生虫"存在。今天，线粒体仍旧是人体组织细胞中重要的细胞器，负责氧化代谢。

所以，人类对待地球上其他生物的态度不应是一味地遏制、劫掠和杀戮，而应是共生和驯化。人类不但成功驯化了马、牛、猪、羊，使其为我们劳动、耕作、提供食物，还成功"驯化"了许多微生物（主要是酵母菌、霉菌类），使我们可以享用美酒、食醋、酱油以及各色美味的调味品，帮助我们生产天然氮肥，从而促进作物增产。

人类既然要生存在这个星球上（不可否认，所有微生物都是比我们更早的地球"居民"），就注定要和微生物——不管是有毒还是没毒、有害还是无害的——做邻居，那么我们能不能与微生物"共生"甚至对有害的细菌加以"驯化"呢？薄世宁医生在他的《薄世宁·医学通识50讲》课程中提出，要"善待共生的细菌，培养出一身有益的细菌"。在药物品种中，就有一类叫"益生菌类药物"，比如酵母片、双歧杆菌胶囊等，它们的主要成分就是细菌。

进化生物学家保罗·埃瓦尔德是最早提出"驯化"细菌这一设想

---

① 线粒体：是存在于大多数细胞中的由两层膜包被的细胞器，是细胞进行有氧呼吸、为细胞供能的主要场所。线粒体还参与细胞分化、细胞信息传递和细胞凋亡等过程，并拥有调控细胞生长的作用。

的人。埃瓦尔德长期研究细菌的进化，他提出了一个非常有意思的问题：为什么一些微生物更致命，而另一些却不那么有害？接着他试图解决这个问题。他提出一个大胆的设想，就是利用微生物繁殖、进化快速（其进化速度比人类快得多）的特点，"驯化"甚至"设计"致病微生物，弱化其毒力，使其最终变得对人类不是那么有害。控制细菌迭代进化的方向，也就是弱化细菌的致病性，这是一个全新的思路。

当然，埃瓦尔德由于伦理和道德的制约不可能开展这样的试验。但凑巧的是，就在埃瓦尔德提出这个设想不久，1991 年秘鲁暴发了霍乱，这给了埃瓦尔德一个"现场旁观"的机会。霍乱是一种消化道烈性传染病，致病菌是霍乱弧菌，其主要传播途径是水源传播，也可以通过人与人之间或者人、食物、人之间的接触传播。显然，水源传播的效率最高，且不需要人与人之间接触。了解了这些以后，我们跟着埃瓦尔德看看霍乱实际发生的情况。

秘鲁暴发霍乱不久，霍乱很快传播到了邻近两个国家——智利和厄瓜多尔。智利的供水系统较为先进，能为居民提供干净的饮用水。而厄瓜多尔的情况则糟糕很多，水源很差。秘鲁的情况介于二者之间。埃瓦尔德用波扎克-克鲁格基金会提供的资金开展了这三个国家的霍乱流行病学研究。他在这些地区分别采集了霍乱弧菌菌株进行检验分析。结果，仅仅在几年的时间里，从智利采集到的样本就显示病菌进化得更温和，产生的毒素更少。从 1995 年起，智利平均两年才出现一例霍乱。而在厄瓜多尔这个最可能通过水源进行传播的地方，观测结果显示每个病例中都有许多细菌变异，但总体情况是这些细菌的毒力变得更强了。而秘鲁的情况居中。由此，埃瓦尔德坚定地认为这与那些地区的人们的居住环境有关。他说，"一个地方对有害的菌株有利，而另一个地方则对温和的菌株有利。水源传播程度是唯一正确的解释"。既然水源传播对霍乱弧菌最有利，那么其毒性越大，水源越容易被污染，其传播速度就越快。而在不易通过水源传播的地区，细菌就要更"温和"一些，没那么快致命或不能致命，只有当人与人之间的接触更多，菌株的传播才更有可能。

所以，对霍乱弧菌来说，人类控制水源、饮用清洁水，不但能直接减少疾病的传播，还能"驯化"霍乱弧菌，使其毒力减小，最终变得对人类无害。不过，虽然埃瓦尔德的理论至今还没有实际的应用，但他给我们指出了一条应对细菌（也包括所有致病微生物）威胁的新思路。

小结

1　从青霉素发明到今天，我们在与细菌的博弈中仍稍占上风，但人类对抗菌药物的滥用导致细菌耐药性与日俱增，同时制药企业由于无利可图，因而研发新型抗菌药的积极性下降，它们共同导致人类面临严重感染性疾病而无药可用的危险局面。

2　延缓细菌耐药性产生的有效手段是营造全社会关心、支持和参与抗菌药物合理使用的良好氛围，减少不必要的抗菌药物使用，同时鼓励新型抗菌药物的研发。而人类"驯化"致病微生物，使其与我们"和平共处"

则是解决问题的新思路。

3　自从人类来到这个星球，人们与细菌（包括所有病原微生物）的"战斗"就一刻也没停止过。二者在这场持续不断的战斗中争夺的不是地盘，也不是资源，而是各自生存和繁衍的权利。我们永远不要妄谈战胜细菌，而是要趋利避害，理解和利用细菌等病原微生物，与它们和谐共生。

———

认识到对细菌耐药性难有胜算，就是胜算。

———

抗疫的智慧：与病毒"共舞"

新冠肺炎疫情笼罩全球，一个"小小"的病毒却对整个人类社会造成了这么巨大的影响，这恐怕是我们大多数人始料未及的，也迫使我们思考病毒的"十万个为什么"。

面对病毒，药在何方？

新冠疫情初期，大家希望有一种药物能够治愈患者，阻止病毒的传播。一时间，从利巴韦林到阿比多尔、从干扰素到氯喹、从西药到以板蓝根、连花清瘟胶囊为主的中药等各种所谓的抗新冠病毒的"有效"药物纷纷登上新闻热搜。美国吉利德公司当时正在研发的新药瑞德西韦更是吸引了全世界的眼球，甚至有网友按照该药的英文名称谐音给瑞德西韦起了个响亮的名字——"人民的希望"。然而，瑞德西韦在中国的临床试验结论是"未达到预期疗效"。虽然美国食品药品监督管理局于 2020 年 10 月批准该药上市，但世界卫生组织专家组也指出"已有数据无法证明该药能显著提高患者的治疗效果，支持继续开展瑞德西韦评估，以期为特定患者群体使用该药提供确凿证据"。

　　在和新冠肺炎的斗争中，人类尽管取得了阶段性胜利，但有效的手段还是隔离和接种疫苗（当然疫苗也是药物）。面对病毒的入侵，人类不像对付细菌那样从容，而是力不从心。如果你患病毒性感冒，医生往往会告诉你流感是自限性疾病，没有特效药，回家多喝水，多休息，一周左右就会好。事实上人体在感染病毒后，往往要靠自身的免疫系统来清除病毒，大多都不需要药物治疗。那么我们不禁要问：抗病毒药为什么那么少？为什么针对不同的病毒感染，要使用不同的抗病毒药物？为什么有时候还需要联合使用多种抗病毒药？在回答上述问题之前，我们首先要思考一个问题：病毒究竟是什么？

一粒"尘埃"的破坏力：顽强的病毒

　　被誉为"器官移植之父""哲人科学家"的诺贝尔生理学或医学奖得主彼得·梅达瓦这样描述病毒："病毒是被坏消息包裹的一片核酸"。确实，病毒的结构简单得不能再简单，病毒是比细菌更原始、更落后的生命形态。不过用"生命形态"这几个字描述可能并不准确，在生命体（宿主）外，病毒没有任何有意义的生命特征，它从亿万年之前就静止在那里，和一粒尘埃没什么两样。细胞都是由若干原子组成的蛋白质或核酸分子，哪怕是细菌的细胞，它们都在不停地分解、合成、再分解、再合成，周而复始。从这个意义上来说，病毒在侵入生物体前是静止在那里的一片核酸，是我们这个星球上最简单的可遗传形态，有着极其顽强的生命力。就个体来说，病毒极其微小，绝大多数病毒要在电子显微镜下才能被看到。如果把细菌比作一栋房屋，病毒只有房屋角落里的一个高尔夫球那么大。从生存和遗传的角度来说，有些病毒不但可以按照生物的通常逻辑采用DNA作为遗传物质，还有很多病毒，比如乙肝病毒、流感病毒和新冠病毒，也可以用RNA（核糖核酸）作为遗传物质。而用RNA作为遗传物质，配对出错的概率很高，这就是病毒经常产生变异的生物学原因。对于普通生物来说，用RNA作为遗传物质有很大的缺陷，因为其配对出错的概率大，所以后代容易产生遗传变异和缺陷而难以生存。但这在病毒那里反而成了生存优势，其强大的变异能力使得宿主不易识别和清除它们，从而让病毒获得了某种意义上的永生。

细菌和各种植物、动物都是由细胞组成的有机体，而病毒没有细胞结构，是绝对的寄生体。病毒是一种介于生命体和非生命体之间的一个物种，它的结构如此简单，"生命力"又如此顽强！那么，病毒又是如何导致人类产生疾病的呢？一般来说，病毒进入人体或动物体内后，以其内含的遗传信息感染细胞并靠宿主细胞来快速、大量繁殖复制。复制出来的病毒又去感染新的细胞，从而杀死宿主细胞，或干扰细胞功能使其不能合成某种重要的蛋白质，进而导致人类发生各种病毒性疾病。病毒导致人类发生疾病的另外一个重要途径就是侵袭人体的免疫系统，比如艾滋病毒和新冠病毒都是主要以这种方式攻击人体的。人体有着非常强大的免疫系统，体内的巨噬细胞、中性粒细胞等都在不停地"巡逻"以防止病毒入侵，病毒在人体内的复制被人体免疫系统识别后，人体免疫系统就会攻击病毒。但由于病毒不停复制并且和人体细胞结合，因此病毒复制的蛋白质和人体细胞类似，而免疫系统是通过蛋白质受体来识别病毒的，在攻击病毒时，正常的人体细胞也会受到无差别的攻击，从而导致自身细胞死亡。

病毒与人类的恩怨情仇

关于病毒的起源，有多种学说或推断，但无论如何，在人类还没有在这个星球上诞生之前，病毒就已经在地球上生存繁衍了几十亿年。因此，人类的历史或者说整个生物界的历史就是人类或生物界与病毒共生共存、相互影响的历史。

如上文所述，普通生物都是先有DNA，用DNA制造RNA；但病毒正好相反，它可以将RNA变成DNA，这个过程就叫作逆转录。21世纪初期，生物技术公司的分子生物学家约翰·麦科伊和史蒂夫·豪斯利用人类基因组计划的成果，发现了一种长得像病毒蛋白质、干的事情也像病毒蛋白质的物质，这就是合胞素。我们知道，哺乳动物的胎盘是一个至关重要的身体器官，而胎盘的形成需要合胞素的刺激。那么合胞素是怎么进化来的呢？科学家发现，合胞素正是某个逆转录病毒基因残片的进化产物。不仅如此，科学家还发现人类基因组中有接近10万个DNA片段和典型的逆转录病毒的插入片段非常类似。这说明人类的基因曾经遭到逆转录病毒的大规模入侵，而入侵的后果是破坏、改变和重塑原有基因，正是这些古老的基因层面的改变和重塑，影响了人体胚胎的发育、免疫系统的正常工作，甚至影响了人类大脑的发育。你看，假如没有数千万年前的这次病毒入侵，可能就不会有哺乳类动物，更不会有人类。

不但如此，病毒以及病毒引起的传染性疾病还深刻影响了世界文明的格局。从史前时代到14世纪，人类文明主要发生在亚欧大陆。人类饲养家禽家畜，而家禽家畜的祖先与病毒在千万年前就已形成了一种共生共存的关系。比如，一场流感使不少人感染并不幸死去，但其中总有人痊愈并幸存下来。久而久之，能生存下来的人就具有了对某种特定疾病的免疫抵抗能力。而就在哥伦布发现美洲大陆之后的短短一两百年的时间里，北美的印第安人数量减少了95%；在南美洲，100多个西班牙殖民者就毁灭了辉煌的印加帝国；在澳大利亚，天花、流感和麻疹的反复暴发也近乎扫荡了那里的原住民，这是因为他们没有发展出稳定的畜牧业，也就缺乏与病毒共生的能力，对病毒的抵抗力很弱。所以《枪炮、病菌与钢铁：人类社会的命运》①作者贾雷德·戴蒙德认为，欧洲人主要不是通过掠夺和屠杀而是通过带入的天花、流感和麻疹杀死大部分的原住民，来轻松占领这片广袤丰饶的土地。从这个角度来理解，病毒才是当今世界格局的塑造者。

持续了4年之久的第一次世界大战造成了超过1 500万人的死亡，然而，西班牙流感让全球超过2 000万人失去生命。流感的肆虐，让处于激烈战争状态的交战双方连步枪都无力举起，不得不将枪支当成了拐杖。在这种局面下，处于劣势的德国面对协约国和流感的夹击无力抵抗，被迫宣布投降。而这场流感也动摇了西方的社会达尔文主义观念。病毒面前，人人平等。各国开始重视公共卫生体系与传染病防

---

① 《枪炮、病菌与钢铁：人类社会的命运》：贾雷德·戴蒙德编著的历史学著作，1997年3月首次出版。该书反对"种族优劣论"，认为人类社会中权利与技术歧异的根本原因是民族环境的差异，而不是民族自身在生物学上的差异。

治体系建设。

病毒也影响了人类的很多文化传统和生活习惯。每一次病毒肆虐之后，人们对生活的认知更深刻。比如曾在上海流行的"甲肝"（甲型病毒性肝炎），让人们更加意识到饭前便后洗手、餐具清洁和消毒的重要性；曾暴发的"非典"，让很多中国人学会了戴口罩出门以及咳嗽和打喷嚏时掩盖口鼻等。而在新冠肺炎疫情之下，世界各国都在慎重选择、精心制订本国的防疫策略，政府的治理与组织动员能力，公众的健康卫生意识，乃至当今的各种主流观念等，都将接受疫情的考验。毫无疑问，新冠病毒给人类社会施加了一次巨大的"选择压力"，病毒推动了社会的演化和进步。

你看，病毒不但从微观上改变了我们的身体机能，还以超乎想象的方式影响了人类社会的方方面面甚至人类文明的进程。可以想象，在这场波及全球的新冠肺炎疫情之后，人类的生产、生活方式以至整个社会的运行方式都将发生巨大的变化。

抗病毒药——千呼万唤难出来

到目前为止，人类对付病毒感染性疾病的手段无非三种：隔离、接种疫苗和药物治疗。从弗莱明发现抗生素开始，人类已经开发、应用了上百种抗菌药，成功应对了细菌感染性疾病。但不幸的是，至今为止，除少数领域外，我们在多数领域还缺乏更多、更有效的对抗病毒性感染的药物。这是为什么呢？

首先，很难找到只对抗病毒而不干扰正常细胞功能的化学物质。

抗病毒药物的安全性问题大大限制了抗病毒药物的研发，很多药物能够顺利通过体外实验和动物实验，但临床试验往往都会因为毒性太大或者不良反应太多而终止。

其次，缺乏动物模型。在现阶段，大多数病毒还不能够进行体外培养。很多病毒既没有合适的细胞培养模型，又没有小动物模型，这导致抗病毒药物的筛选工作难以进行，比如乙型肝炎病毒。有些病毒虽然已经有了很好的体外细胞培养模型，但仍然缺乏小动物模型，比如丙型肝炎病毒。

再者，抗病毒药物对病毒的复制需要达到百分之百的阻断，才能彻底根除病毒，否则病毒极易产生耐药性。抗病毒药物与其他药物有本质不同，对于其他非感染性疾病，药物针对治疗靶点（比如受体的活性）发挥部分抑制作用即可发挥很好的疗效，但是对于病毒感染，如果仅阻断了部分病毒的复制，就会导致因发生变异而残存的病毒增殖，具有抗性的病毒会被药物筛选出来，从而使治疗失败，并且耐药病毒的迅速传播会造成更为严重的疾病。

另外，抗病毒药的研发成本太高。对于科研人员来说，大多数病毒都很危险，即便有严密的防护措施，抗病毒药的研发仍具有潜在的风险，因此不是每一种抗病毒药物的筛选工作都能够顺利进行。从传播途径和致病力的角度来看，有些病毒对人类非常危险，比如通过空气传播的"非典"病毒，对它进行药物筛选，必须要在生物安全级别为三级以上的实验室进行。成本问题极大地限制了抗病毒药物的研发。

最后，病毒种类繁多、共性少，因此很难找到广谱的抗病毒药物。

正因为很多限制性因素的存在，所以要找到同时满足安全性和有效性的抗病毒药物非常难，而要找到广谱的抗病毒药物更是难上加难。因此，针对病毒感染，我们无法做到像治疗细菌感染那样，不但有多种抗菌药物可选，而且能够在细菌种类未确定的时候使用广谱的抗菌药物进行治疗和干预。

与病毒共生的智慧

人类和病毒在地球上共生了几十万年，人类在与病毒的一次次博弈中，其实已经找到了生存之道。我们也许能战胜个别病毒，比如单纯以人体为宿主（不会感染其他动物）的天花病毒，但对于大部分病毒，尤其是跨物种广泛传播的病毒，不要妄谈战胜，而要谈对抗、共生。

其实，我们可以利用病毒为人类服务。例如，可以利用一些昆虫病毒治疗、预防农业病虫害，由于澳大利亚长年受引入的野兔这个外来物种的入侵，澳大利亚政府曾利用专门攻击野兔的病毒来控制野兔种群的数量；可以利用噬菌体①治疗一些细菌感染。由于病毒具有精准攻击宿主细胞的特性，因此可以利用病毒直达宿主细胞基因组，进行基因修复或者携带药物治疗。现在就有科学家尝试利用乙肝病毒携带药物直达肝细胞，实现真正的靶向治疗。

放眼生物演化的历史长河，人类与病毒究竟谁更强呢？一定是

---

① 噬菌体：是侵袭细菌的病毒，是病毒中最为普遍和分布最广的群体。通常在一些充满细菌群落的地方，如泥土、动物的肠道里，都可以找到噬菌体。

病毒。这个道理非常简单，地球上的一切物质，包括生命体与非生命体，谁对外界环境的依存度低，谁的存在度就高，反之亦然。病毒的生物学和遗传学特性决定其环境适应能力远比人类强大。它可以亿万年静止在那里，而一旦侵入生物体内，就可以几天繁殖一代，甚至几小时繁殖一代，同时其基因可能发生适应性突变，从而更有利于传播和繁衍。而我们人类要20年左右才繁衍一代，基因的适应性也比病毒弱得多。所以在病毒面前，人类绝对不能盲目乐观。美国著名历史学家威廉·麦克尼尔的著作《瘟疫与人》①中有一段关于传染性疾病的著名论述。他说："人类在改进自身命运的同时，加大了自己面对疾病的软弱性。我们应当意识到人类自身的力量是有限的，应当牢记，我们越是取得胜利，越是把传染病赶到人类经验的边缘，就越是为灾难性的传染病扫清了道路。我们永远难以逃脱生态系统的局限。不管我们高兴与否，我们都处在食物链之中，吃，也被吃。"

病毒与瘟疫这把"达摩克利斯之剑"时刻悬在人类头顶，以其独特的方式影响着人类的命运和发展。过去，我们总说人类处在地球食物链的顶端，看来得出这个结论是太骄傲了。全球新冠肺炎疫情的暴发，再次提醒我们，在大自然面前，我们千万不要高估自己的力量，绝对不能恣意妄为。加大力量开发并合理谨慎使用抗病毒药物，科学处置病毒传播，甚至学会与病毒和谐共生，恐怕才是符合自然规律的生存智慧。

---

① 《瘟疫与人》：美国著名历史学家威廉·克尼尔著，中信出版社2018年出版，阐述气候变化、环境污染、生态退化和生物多样性破坏等对人类生存和发展造成的严重影响。

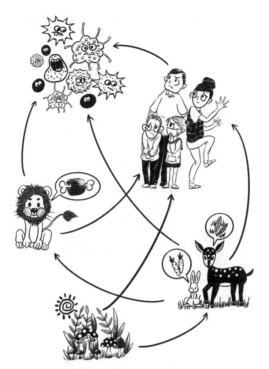

包括细菌、病毒在内的地球食物链

小结

——

1　人类还没有来到这个星球时，病毒就已经在地球上生存繁衍了亿万年。因此，人类或者说整个生物界的历史就是人类与病毒共生共存、相互影响的历史。

2　由于多种限制性因素的存在，找到同时满足安全性和有效性的抗病毒药物非常难。目前人类对付病毒感染的手段第一是隔离，第二是疫苗。药物治疗由于多种因素的制约，在多数病毒性疾病领域，我们仍旧力不从心。

3　病毒与瘟疫这把"达摩克利斯之剑"时刻悬在人类头顶，以其独特的方式威胁、影响着人类的发展。全球性新冠肺炎疫情的暴发再次提醒我们，在大自然面前，在病毒面前，我们千万不要高估自己的力量，绝对不能恣意妄为。

―――

也许因为病毒与
人类关系"过于亲密"，我们难以开发出
杀死这个"亲密伙伴"的药物？

―――

孰能无错：用药错误与患者安全

2016 年 4 月 29 日，《安徽商报》一则消息在网上炸响。 2016 年 4 月 27 日，淮南大通区 4 岁小男孩因发热、咳嗽，被送至该市某医院输液后不幸死亡。而死亡原因正是用药错误。一位有经验的主任医师为这位小男孩开具了一个治疗上呼吸道感染的处方，他原本打算使用一种祛痰药"盐酸氨溴索注射液"，却鬼使神差地开成了"注射用维库溴铵"。维库溴铵是外科术前用药，它的作用是使患者肌肉松弛，便于进行手术和气管插管操作。"维库溴铵"与"氨溴索"的药理作用相差十万八千里，药名却有些相似。处方开出后，药师没有发现这个错误，负责输液的护士也没有发现问题，最终酿成事故，小男孩用药后出现呼吸衰竭，经抢救无效而死亡。

听到这个案例，你也许会痛斥医务人员玩忽职守，也许会抱怨医疗系统存在很多问题。你也许还会问：在医学技术发达的西方国家，这种事情会发生吗？我告诉你，答案是肯定的。2005 年，一本叫《孰能无错：创建更加安全的医疗卫生保健系统》的书在美国问世，该书列举了用药错误导致患者受伤害的大量案例。可见并非医疗技术发展了，社会进步了，用药错误就会自动消失或减少。那么，用药错误究竟是怎么发生的？为什么会发生？如何防范用药错误的发生呢？

用药错误可以防范

2011 年卫生部颁布实施的《医疗机构药事管理规定》将用药错误定义为：在临床使用全过程中出现的任何可以防范的用药不当。美国是最早提出用药错误概念的国家，美国国家用药错误通报及预防协调审议委员会把用药错误定义为：医务工作者、患者或消费者处置药物时发生的可能导致不适当药物使用或患者受伤害的任何可预防事件。从这个定义可以看出，用药错误可以发生在医生开处方、药师发药、护士或其他人给患者用药、患者自己用药等多个环节。这个定义中有一点特别重要，就是用药错误是可以防范的。这是与药品不良反应的不同之处。

用药错误是人为的错误，如果能弄清楚这种错误发生的过程和根源，其实是有办法防范的。比如我们出门偶然会忘了带钥匙，陷入有家不能回的窘境，但是如果我们在兄弟姐妹家放几把钥匙，或者干脆把门锁换成人脸识别系统，那就从根本上避免了因为没带钥匙而进不了家门的情况。

用药错误还有另外一个特点，定义对此没有明确指出，那就是用药错误并非医务人员故意为之，而是"一不小心"就发生了，就像吃饭的时候咬了舌头，谁会故意咬自己的舌头呢？反之，前些年网络曝光的无良医院给肿瘤晚期患者开具昂贵的中成药，号称可以治疗肿瘤，结果却使患者错过了本该采用的正规治疗，导致患者不治而亡，这是无良医院以谋取利益为目的，故意给患者提供无效而昂贵的治疗，是明知故犯，不属于用药错误。

用药错误为什么会发生？

从前面的讲述中，我们了解到，用药错误是非故意的，并且是可以防范的。那怎么防范呢？我们首先就需要知道用药错误为什么会发生。

本节的标题"孰能无错"，是一个大家熟悉的成语，它出自《左传·宣公二年》："人谁无过，过而能改，善莫大焉。"意思是一般人不是圣人和贤人，谁能不犯错？错了能够改正，没有比这更好的了。在心理学中，想做一件事，但是出乎自己的意愿，没把这个事做好，这就叫人类错误，简称为"人误"。这个词强调的是人类由于自身的生理、心理缺陷或弱点而犯的错误。

从行为心理学的角度讲，人类的行为活动可以分为基于技能、基于规则、基于知识三种情况。基于技能的活动，是我们完全不需要思考就可以实施的，比如走路，我们不需要思考先迈左腿还是先迈右腿，每一步需要迈多大步子，以及腿需要抬多高，就不假思索地走起来了。或者说，就像武侠小说里写的，练剑练到了人剑合一的境界。基于规则的活动，就是针对当前情况，根据以往的经验采取的行动，"兵来将挡，水来土掩"说的就是这种情况。基于知识的活动，是最复杂的，比如医生为患者开处方，就需要调动医生对于疾病和药物的知识，结合患者的个体情况来综合判断。

和以上人类行为的分类对应，人类错误也可分为基于技能、基于规则、基于知识三种类型。如下表所示。

人类错误的行为心理学分类

分类	说明	举例
基于技能	指做出的动作或实施的行动并非计划之中	医生用电子处方系统开处方，本来是想选A1药，结果却选了A2药，导致开错药
基于规则	未能执行规则（"四查十对"），没有正确执行规则，或者执行了不正确的规则	药师调配处方时，错误地调配了一个外观相似的药品，而在夜班时段另一位药师没进行双核对，导致错误的药品被发出
基于知识	和知识缺失有关	患者感冒发热，自己到药店买了一种含有对乙酰氨基酚的非处方药，然后又去医院开了一种复方感冒药，里面也含有对乙酰氨基酚。患者同时服用这两种药物，就有可能导致重复用药，用药过量

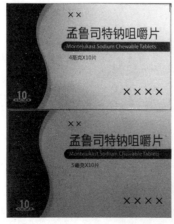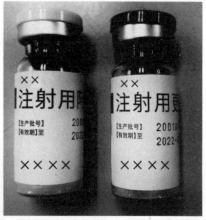

外观相似可能导致药师发错药品

你看，由于人类自身的缺陷，用药错误还是容易发生的。但作为医疗系统，当然不能任由这些错误发生。那么，医疗系统是如何防范用药错误的呢?

将"人误"控制在最小程度

前面我们根据"人误"的理论分析了用药错误的原因，也了解到"人误"在所难免。既然我们能找到"人误"发生的原因，那么我们就有可能将"人误"控制在最小的程度。这就是人因工程学或人类因素学的基本理论。人因工程学是一门交叉学科，研究如何在设备、环境、流程的设计中，充分考虑人的生理、心理等因素，从而使人的工作有效、安全、舒适。说得简单、直白些，就是研究如何借助外力，帮助人类这种并不总是精确靠谱的"机器"少出错或不出错。

举个例子，1996 年，秘鲁航空 603 号班机坠毁，机上 70 名人员全部遇难。事故发生的原因是静压孔被人封堵，导致机上测高度和速度的设备失灵。原来，在起飞前的清洁工作中，技师用胶布贴住静压孔以施行保护，这只不过是例行程序，但事后他忘记撕下来，而当晚负责验收的督查人员也告病假，机长在飞行前的检查中也疏忽了这一点，于是酿成大祸! 一块胶布最终引发了空难。那位技师后来因过失致死罪被判入狱，这是一个血的教训。但我们能否仅依靠这样一个教训去警示、教育世人，从而百分百避免类似的错误呢? 答案是否定的。后来，飞机制造商波音公司采取的措施包括: 加强了动静压系统的训练；制定新的规则；加装静压孔盖。这一系列措施都是基于人因工程学，特别是通过改进设备，消除静压孔被人用胶布粘上的可能性，从而最大限度地减小静压孔被堵导致空难的概率。

而医疗系统为了避免用药错误导致患者受伤害，也采用了很多类似的方法。例如，浓氯化钾注射液需要稀释以后缓慢地从静脉滴入，而不能直接从静脉推注，否则会导致患者死亡，国外以往有多起静脉注射浓氯化钾导致患者死亡的案例。避免这一伤害最有效的方式是禁止在病房里存放浓氯化钾（15%），而只能存放预先稀释好的、可以直接静脉滴注的氯化钾注射液（约 0.3%）。这一措施看似简单，却能有效防止静脉注射浓氯化钾造成患者死亡的悲剧发生。

近一二十年来，我们可以感受到计算机和信息技术对我们生活、工作、交流产生的巨大影响。20 年前，大多数医院还没有电子病历系统，医生都是开具手写纸质处方。但有些医生的字迹难于辨识，被戏称"天书"。在国内外，处方书写不清导致患者用药错误的事件时常被报道，如名称相似的药品混淆，或用错剂量等。20 世纪末，加拿大用药安全研究所接到一份用药错误报告，一位 43 岁的女性患者死于5-氟尿嘧啶（抗肿瘤药）中毒。事故原因就是医生手写处方过于潦草，护士将 "4d" 误认为 "4h"，结果将 4 天剂量的药在 4 小时内输入，导致患者不幸死亡。

随着信息技术的发展，医疗机构也积极采用先进的信息技术防范用药错误。比如，医院引入电子病历系统后，处方书写不清导致的用药错误就基本消失了，但随之而来又出现了鼠标点击错误、录入错误等。不过，随着系统不断升级，这样的错误已经越来越少。信息系统还可以自动筛查不适当用药、药物相互作用、药物配伍禁忌等。系统也能在医生开出错误处方时提出警示，提醒医生修改处方。在超市购物结账时，工作人员只要扫描商品上的二维码，就可以把商品的名称和价格录入电脑，大大减少了手工录入的错误。同样，药品入库、药师发药、护士输液等，都需要通过扫描处方（包括患者腕带）二维码来确认处方信息和患者身份，如果扫描后的信息对应不上，就会发出警报，提醒工作人员有错误发生。这是计算机技术和信息系统在防范用药错误中发挥的重要作用。

"标准操作规程"，是指将某一事件的标准操作步骤和要求以统一的格式描述出来，用于指导和规范日常的工作。记得"锦囊妙计"这个成语吧？说的是《三国演义》中刘备去东吴提亲，赵云护驾，临行前，诸葛亮给了赵云三只锦囊，到了一定的时间节点，赵云只要打开锦囊，按里面字条的指示去做就可以了，这就是诸葛亮给赵云的"标准操作规程"。赵云按照锦囊行事，果然不辱使命，保护刘备和孙尚香平安归来。目前各行各业都针对工作中的关键节点建立了标准操作规程，新老员工都按这样的规程去操作，就可以最大程度地避免错误发生。医疗系统是非常庞大而复杂的系统，每项工作都存在多个环节。曾有管理学家计算了多步骤工作发生错误的风险，结论是：步骤越多，发生错误的风险也就越大。建立"标准操作规程"就是防范用药错误发生的有效措施之一。你去医院的药房取药时，药师在每一次发药的过程中，都默默执行了一个被称为"四查十对"的流程，这就是防范发药错误的"标准操作规程"。

不知你是否有过这样的经历，要去超市购物了，脑子里想好了需要买甲、乙、丙、丁四样东西。到了超市后，立刻被琳琅满目的商品晃得眼花缭乱，出来时买了甲、乙和一堆其实并不需要的东西，把原本想买的丙、丁反而忘得一干二净，碰到急需要用的东西，还得再去一趟超市。反之，如果去超市前把自己需要的东西列一个清单，按照清单买，买到一项就做个记号，这样一般就不会有遗漏了。同样，列清单、做标记也有助于防范用药错误。医院里有很多名称相似或读音相似的药品，一不小心就会混淆。在这些药品的管理过程中，列出清单并进行对比是一个很重要的策略。另外，对一些用错后果比较严重的药品，医院都会在电子处方系统里以及实物上，做一个统一的醒目标志，来提醒医务人员注意。

教育和培训也是经常被提到的用药错误防范措施。医务人员不仅要学习疾病、药物相关知识，也要参加各种指南、共识、流程和规则等的培训。

下列表格列出了防范用药错误的各种措施，为了便于理解，用前面提到的生活中的例子——没带钥匙来进行对比。你觉得下表中的防范措施哪种更有效呢？

防范错误发生的各种措施

	防范生活中的错误	防范用药错误
措施	示例：防止没带钥匙而被锁在门外	示例：防止将浓氯化钾注射液直接静脉注射
限制功能	声音锁、密码锁、人脸识别	病区里不放浓氯化钾注射液，只放稀释好的、可以直接用的氯化钾注射液

（续表）

	防范生活中的错误	防范用药错误
自动化和信息化	手机上设置提醒带钥匙的闹铃	电子处方和医嘱系统提示：浓氯化钾需稀释后使用
标准化的标记和流程	规定自己每天晚上必须把钥匙放到上班用的包里	在浓氯化钾注射液上贴标签：本品需稀释后使用
审核项目清单和复核系统	每天出门时念：钥匙、手机、公交卡	用药前双核对
教育和培训	经常回顾自己没带钥匙的惨痛经历	学习浓氯化钾注射液相关知识和用药错误案例

　　揭晓一下答案，上表所列的防范措施中，第一行"限制功能"（不是对人的限制，是系统、措施的限制）最有效，再往下有效性递减。而最后一项"教育和培训"效果最差。当然，在实际中，需要综合运用这些措施来防范用药错误。

　　除了医疗系统本身采取防范措施，鼓励患者参与用药错误防范事宜也被很多人提倡。那么，我们作为患者，应该如何参与其中呢？有的患者住院的时候，发现护士每次来抽血，都要问一下自己的姓名和年龄，就觉得很烦，"都问了多少遍了，怎么还问？"其实，这是医务人员给患者做检查或治疗时，为防止发生错误而采取的一个"标准操作规程"，即核对患者身份，以防止"张冠李戴"。另外，当医务人员交代完你的诊断结果或治疗措施时，你应该把他们告知你的内容复述一遍。国内外曾报道，有的患者没听清、没看清用药医嘱，回家后用错剂量，轻的导致药物中毒，重的甚至导致死亡。你看，配合医生，把好自己用药的安全关，是不是也很重要？

　　也有不少用药错误发生在院外，或没有医务人员照顾的时候，是患者或家属自身造成的。很多糖尿病患者使用胰岛素治疗，你是否也见到过自己的亲戚朋友吃饭前先撩起衣服打上一针胰岛素？近年来，我国用药错误报告系统收集到不少患者自行使用胰岛素从而发生用药错误的案例。例如，一位61岁的女性患者，第一次用一种长效的胰岛素，医生让她每晚打12单位，在试了几次剂量旋钮没成功后，她误以为整支胰岛素是12单位，于是把预充式注射装置里的全部药液都皮下注射了，3小时后患者出现明显的低血糖症状并入院治疗。这样的案例值得我们警醒，因为胰岛素摄入过量是可以致死的。那我们如何避免这样的用药错误呢？

结合前文中讲到的人因工程学理论，以及我们自身存在的弱点，和用药错误防范措施的有效性，为了防范我们自己用药错误，应该尽可能采取更有效的措施。比如，有调查发现，在我国儿童意外伤害事件中，误服药物所占比例最大，其中误服成人药品和其他有毒物质占65.3%。而在这些误服事件中，80%以上是发生在家庭中。虽然很多家长会跟孩子讲，"这是大人的药，你们吃了会中毒"，但是幼小的孩子天生好奇，乐于探索，这样的说教苍白无力。因此，预防儿童误服药品最有效的措施，是将药品放到孩子拿不到的地方，这其实就属于我们前面说的强制或限制措施。孩子拿不到药品，自然也就不会误服，这比家长叮嘱一百遍都有用。

另外，基于人因工程学的防呆设计（洗衣机打开盖子即切断电源、计算机与外设的梯形接口等）原理也被应用到防止用药错误领域。为了防止儿童误服药品，工程师设计了压旋式瓶盖，使用者必须先将瓶盖用力垂直压下，然后才能旋开。这个设计对于年幼尚不能完成这个操作的儿童来说就是一种限制性措施。还有，老年人往往患有多种疾病，需要同时服用多种药物，且特别容易忘记服药，而现在市面上出现了智能药盒，通过蓝牙与专属手机软件连接，设定服药时间后可通过灯光与声音，提醒患者到时服药。为了防止重复用药或重复打开药盒，还会亮起红灯或响起警报以示提醒。智能药盒还可以设定和家人以及医生或药师联系，便于他们及时获知患者的用药情况。这是利用计算机和信息技术来保障用药安全的案例，如果有条件，采取这种智能药盒来提醒服药的方法，会比把服药时间记在纸上有效得多。

为了不用错药，提倡家庭保存药品的时候用原包装保存，千万不要把一种药品放到另外一种药品的包装中，这样做破坏了药品本来就有的标准化标识，用错药的风险非常大。而前面泡腾片服用方法错误导致悲剧的案例则提示我们，对于自己不熟悉的药品，用药之前应该先仔细阅读说明书。

从上文可知，从医生开处方，到药师调配药品，再到护士给药和患者用药，各个环节都有相应的关卡防止用药错误发生，但为什么用药错误还是发生呢？这就要说到"瑞士奶酪模型"了。"瑞士奶酪模型"是由英国曼彻斯特大学教授詹姆斯·瑞森于1990年在其心理学专著《人类错误》一书中提出的概念模型，最初是用于研究航空事故，所以也叫"航空事故理论模型"。现在，医疗系统也广泛应用这个模型，作为分析患者安全事件的理论框架。瑞士奶酪有多孔，一片片奶酪代表一道道安全性屏障，而奶酪上的孔就代表着缺陷。多片瑞士奶酪摞在一起代表着复杂的医疗系统，每一层奶酪都是一层安全屏

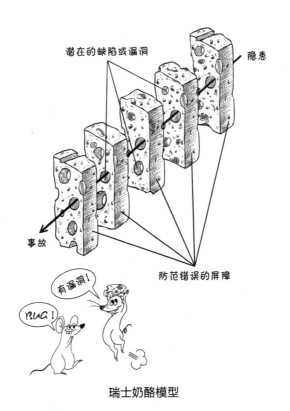

瑞士奶酪模型

障，是每个环节中防止给患者造成伤害的措施。然而，每层屏障上都
有一些缺陷或者漏洞，正如每一层瑞士奶酪上都有一些大大小小的孔
洞。一个环环相扣、精密运行的系统好比一摞多层瑞士奶酪，大部分
失误会被某一层安全屏障消除，但如果一摞奶酪的孔碰巧连成了一条
通道——流程不合理、设备失常、人员操作错误……开始的那个失误
便可能突破一层层防线，最终导致事故，给患者造成伤害。

　　这就是"瑞士奶酪模型"的原理。那基于这个模型，我们怎么去
增强系统的安全性呢？你可能会说，可以填补每一片奶酪上的洞，或

者增加奶酪的层数。然而，奶酪的层数不可能无限制地增加，奶酪上的洞倒应该尽可能去修补。问题在于，医疗系统中的漏洞是潜在的，并不像瑞士奶酪上的洞那么直观。那么，我们怎样才能尽可能地发现医疗系统中的漏洞呢？这就要说到患者安全文化了。

培育患者安全文化

大家对"企业文化"这个词都比较熟悉，建立优良的企业文化可以振奋人心，凝聚力量，使企业保持生机和活力。为了保证患者安全用药，防范用药错误，需要形成健康的患者安全文化。患者安全文化是指医疗机构为实现患者安全而形成的员工共同的价值观、信念、态度及行为方式。

在一次学术会议中，一位学者讲述了一位美国护士发错药物的故事。这位护士叫玛丽，在纽约一家医院工作了三年。有一段时间住院患者激增，玛丽忙得脚不沾地。一天给患者发药时，错把A药发成了B药，幸好被及时发现，没有酿成事故。玛丽心中十分忐忑，担心会被问责。医院管理部门确实对这件事展开了调查和严厉的"问责"。首先问责护理部。院方调出住院患者管理系统的病历统计，发现近期患者增加了30%，而排班护士并没有增加，因此认为护理部没有适时增加人手，造成玛丽工作量过大，使其因忙乱而发生失误。其次了解玛丽的家庭近况，经询问得知，她的孩子刚两岁，上幼儿园不适应，整夜哭闹，影响玛丽休息。调查人员认为医院的心理专家没有对她的焦虑心理进行疏导。最后他们经过对比，发现A药和B药外观、颜色非常相似，容易混淆。于是他们和药企联系，建议改变其中一种药品的外观和颜色。医院还派心理专家走访了玛丽家，帮助她调节情绪，解决了影响她工作的问题。从此以后，玛丽和她的团队更加认真细致地工作，再也没有发生类似的错误。

从上面的故事可以看出，患者安全文化是一种健康、公正的文化，强调发生错误时不是仅仅追究个人的责任，而是由此发现系统的问题，通过改进系统来保证患者安全。德国飞机涡轮机的发明者帕布斯·海恩提出了一个关于飞行安全的法则，称为海恩法则。海恩法则指出，每一起严重事故的背后，必然有29次轻微事故和300起未遂先兆以及1 000起事故隐患。按照海恩法则分析，当一件重大事故发生后，我们在处理事故本身的同时，要及时对同类问题的"事故征兆"和"事故隐患"进行排查处理，消除再次发生重大事故的隐患，把问题解决在萌芽状态。玛丽发错药的故事，就是海恩法则在医疗领域的应用。

患者安全文化也是一种提倡学习的文化，鼓励医务人员报告用药错误和差错隐患，从用药错误中学习，及时规避隐患。近年来，我国建立了专门收集用药错误的报告系统，医务人员分享、学习用药错误报告，积极主动地采取措施，有针对性地防范用药错误。由于医疗系统的复杂性和专业性，发生用药错误后，局外人往往很难看出来，如果医务人员担心被责罚而隐瞒不报，那可能谁都不会发现这个错误，结果系统的漏洞没有被堵塞，同样的错误会反复发生。因此，报告用药错误和隐患的前提，是有公正、健康的患者安全文化，让医务人员放下负担，敢于报告用药错误。我们应当一起塑造这样一种让医务人员敢于报告用药错误的安全文化，因为最终受益的是我们自身。

回到开头的案例，为了杜绝把氨溴索开成维库溴铵这样导致患者死亡的情况发生，你觉得应该从哪些方面采取措施呢？

小结

———

1　用药错误是人在用药过程中的失误或疏忽穿过系统漏洞导致的。只追究个人责任难于从根本上解决问题，重要的是发现和解决系统的缺陷。

2　预防用药错误的措施有强有弱，在应用这些措施时，应心中有数，知道它是否足够有效。

2　健康的患者安全文化是防止用药错误的基础性条件，有助于医务人员发现医疗系统中的安全漏洞，从而加强对患者的保护。

———

塑造健康的用药安全文化，
最终受益的是我们自身。

———

第 六 节

药物评价：追求有价值的药物治疗

　　随着医药科技的发展，一些威胁人类的疑难重症被逐一攻克，使患者的生存时间延长。但是，新的药物治疗不可避免地带来经济成本的上升。以"PD–1/PD–L1 药物"[①]为例，其代表品种"K药"（帕博利珠单抗）和"O药"（纳武利尤单抗）是两种新型肿瘤治疗药物，价格很贵。我经常被患者问道："听说那个'O药'疗效好，副作用又小，我是不是也可以用啊？"无论我怎么回答，患者都会焦虑。如果我不建议用药，患者觉得自己会因此丧失生命；如果我建议用药，他们又会纠结花钱的必要性。面对费用高昂的药物，如何判断和评价治疗的价值？如何去抉择？不但对患者，这对医生和药师也是严峻的拷问。这节我就从药物评价的不同维度，探讨什么才是更有价值的药物治疗。

---

① 　PD–1/PD–L1 药物：是近年来新出现的一类免疫治疗药物。不同于传统的化疗和靶向治疗，PD–1/PD–L1 药物主要通过克服患者体内的免疫抑制，重新激活患者自身的免疫细胞来杀伤肿瘤细胞，是一种全新的肿瘤治疗理念，用于全身性多种恶性肿瘤的治疗。

让生命从容落幕

北京协和医院是国内一家著名的医院。百年协和与霓虹旖旎的王府井仅隔一街，青瓦铺顶、飞檐吊角，透露着淡泊名利、平静专注的气质。一个清晨，走过被阳光投射出斑斑点点的长廊，我在老楼的病房里遇到了这样一位患者。她是一位胃癌终末期的老奶奶，始发于胃底的印戒细胞癌让这位老人在过去一年内频繁往返于医院。因为肿瘤消耗和频繁抽取腹水流失蛋白，老奶奶已然是恶病质的容貌，腹部膨隆，极度消瘦，完全卧床，无法自主进食；但她的意识在大部分时间里是清晰的，能与家属和大夫交流。大夫预估她还有 1~2 周的生存时间，家属唯一的诉求就是让老奶奶"走得舒服一些"。接下来的时间，医生仅仅给她镇痛、治疗顽固性呃逆等减轻终末期痛苦的药。由于不希望老奶奶走的时候出现水肿，查房时科主任特地交代减少液体入量，减轻代谢负担，每天只输一袋含电解质的糖盐水，而不用含完整营养素的肠外营养液。又是一个阳光和煦的清晨，老奶奶握着老伴的手，平静地离开了她至爱的亲人。

见多了重症监护室里插满管路、失去意识、全身器官一天天衰竭但家属迟迟不肯放弃的患者，这是我第一次感受到亡者的平静与从容，也是第一次认识到一支镇痛药、一片巴氯芬（肌肉松弛与镇静剂）以及一袋糖盐水的价值。它们很普通，也很便宜，虽然不能延长生存时间，但对于疾病终末期的患者来说，它们能缓解疾病症状，减轻临终痛苦，让生命从容落幕。而对于全社会来说，它们减少了医疗资源的无效浪费。

对比去年在重症监护室住着的脑出血患者，后者在血肿清除术后一直昏迷不醒，经历了一轮又一轮的感染，挨过了一次又一次的心肺复苏。但精良的设备支持和高级的药物维持，也终究抵挡不住早就预见的生命逝去。这一整年他在重症监护室里的花费真的有价值吗？如果患者在发病前就建立了生前预嘱①，他会允许大夫实施家属要求的这些治疗吗？

药物（使用）价值的多维视角

上面两个例子，鲜明地提出了药物使用价值（以下简称"药物价值"）的问题。究竟什么是有价值的药物？如何评价药物价值？有研究显示，一生中70%~80%的医疗花费发生在生命末期的抢救中，"无效的医疗是最昂贵的医疗"。美国2018年的医疗花费高达3.6万亿美元，占人均GDP的17.7%，而药品支出占医疗花费的10%。我国2018年的医疗花费虽然仅占人均GDP的6.6%，但呈上升趋势，且药品支出占住院医疗花费的28.2%以及门诊医疗花费的40.9%。如何在降低药品花费比例的同时，将钱用在更有价值的药物治疗上？这对我国医疗行业与相关行政部门提出了极大的挑战。

药物价值评价的维度是与时俱进的。在20世纪60年代，对药

---

① 生前预嘱：人们在健康或意识清楚时签署的，说明在不可治愈的伤病末期或临终时要或不要哪种医疗护理的指示文件。公众可以登录"选择与尊严网站"www.lwpa.org.cn，自愿填写并签署《我的五个愿望》这一制式文本，完成"生前预嘱"的登记，并可以随时修改或者撤销。

品的要求是安全、有效、高质量。到 20 世纪 90 年代，增加了一项要求——经济，也就是要求社会负担得起。而到了今天，在以患者为中心的医疗活动中，我们还要考虑患者的偏好，也就是患者的价值取向与评价。药物价值应体现药物对患者与社会福利的双重影响。在患者方面，要考虑治疗的获益与风险，以及患者对治疗后生活的满意度；在社会福利方面，要关心药物的外延效益，即给政策和医疗决策者带来的效益和危害，以及对社会公平的影响等。

不同视角下的药物价值评价，具有不完全相同的意义。对患者而言，了解药物价值的概念，有利于其与医生共同商定临床治疗决策。只有对一种药品的临床价值、社会价值和患者价值进行全面的评估，才能勾勒出它的总体价值。下面，我们就分别从三个方面分析药物价值。

临床角度的药物价值

药物的临床价值是最直观、最容易评价的部分。比如你患了流感，发热、头疼、打喷嚏，医生开了对乙酰氨基酚，告诉你体温超过 38.5C° 时服用，又给你开了氯雷他定胶囊。你遵医嘱用药后头不疼了，体温得到了控制，也不打喷嚏了，整个人都舒服了。几天后体内抗体动员起来杀灭了病毒，流感就痊愈了。这不就是药物的临床价值吗？不过对于更复杂、更重大的疾病而言，药物的临床价值还有一些新的概念，下面我就从质量调整生命年、疾病预防、依从性的角度来一一阐释。

提高生命质量这个概念似乎很容易理解，就像我们上面那个例子表述的一样。但对于像癌症、帕金森病、类风湿性关节炎这样严重的长期疾病来说，提高生命质量的问题就复杂多了。在这些疾病的药物治疗中，我们必须考虑药物带来的最终结局和对生命质量的影响，也就是说，我们不仅要度量生命的长度，也要度量生命的质量。

我们先来看一个度量药物临床价值的工具——质量调整生命年。质量调整生命年用于药物治疗后健康（生命质量改善和寿命延长）状况的评价和比较。它包括生命质量和长度，等于治疗后获得的生命年限乘以反映健康相关生命质量的权重（0~1），0代表死亡，1代表健康。如果健康地活了一年记为1；如果死亡则记为0；如果不适、痛苦或伤残则根据适当的标准记为0和1之间的数字。健康损害、伤残和（或）出生缺陷等原因造成的慢性疾病可以通过健康调查、医院出院记录等资料进行评价。在实际应用中，带病生存状态的权重可以通过患者本人和医生的判断来确定。

就像经济学把人们从商品或服务中得到的满足叫效用一样，质量调整生命年是度量健康领域中效用的基本单位，意味着人们采用某一医疗技术或某种药物治疗后，对健康状况改善的满意程度。在健康领域，质量调整生命年用于测量某种治疗和干预措施给患者带来的生存质量和生存时间的双重影响。由于具有主观度量的特征，效用不仅体现为身体健康，还体现为良好的心理和社会适应能力。

通过健康效用值的调整，疾病状态下的生命质量，可转化为健康人的生命质量年数。例如，假定健康人对生命质量的效用评价为1，而瘫痪患者对生命质量的权重为0.2，那么瘫痪患者活过一年的生命

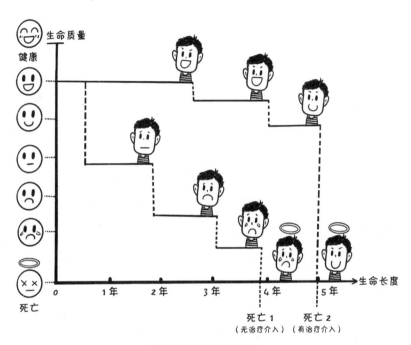

质量调整生命年图解

质量，几乎相当于活过 0.2 个健康的生命质量年。由于质量调整生命年同时考虑了生存质量和生存时间两方面，可以度量不同的健康状态，故常用于比较两种药物治疗方案的临床价值。近年来在质量调整生命年的基础上还出现了伤残调整生命年[①]、健康当量年[②]和挽救年轻

---

① 伤残调整生命年：从发病到死亡所损失的全部健康年，包括因早亡所致的寿命损失年和疾病所致伤残引起的寿命损失年两部分，常用于测量疾病负担。伤残泛指非健康状态，包括行动不便、无法自我看护、丧失日常活动能力、疼痛、不适、焦虑、抑郁或认知障碍等。

② 健康当量年：将一个或一系列已确定的非完全健康状态下的实际生存年数折算成完全健康状态下的生存年数。

生命等值年①等评价指标。

我们以某种肺癌治疗新药A与旧药B为例来看药物的临床价值。假设用旧药B治疗的肺癌患者的平均生存时间为4年，但肺癌进展所致的疼痛、药物的不良反应等，导致每年有质量的生存时间仅有6个月，因此肺癌患者实际仅有2年有质量的生存时间。而用新药A治疗不仅能使生存时间延长至4.5年，还较少发生药品不良反应，从而改善生存质量，进而使每年有质量的生存时间延长至8个月。故采用新药A治疗时，患者能有3年有质量的生存时间。新药A的临床价值就体现在这额外获益的1个质量调整生命年上。

药物的临床价值还体现在疾病的预防上。在我国，疫苗强制接种政策已实施多年，也默默保护了我们很多年。正因为推广了疫苗，很多疾病离我们远去。比如乙肝曾经在我国很普遍，1984—1987年全国每年约有1.2亿人口感染乙肝病毒，占总人口的10.1%。当时在每年出生的2 000万名新生儿中，会有近200万人感染乙肝病毒。然而从1993年开始，每一个新生儿都接种了乙肝疫苗。2016年世界卫生组织的数据表明，超过99%的中国儿童因乙肝疫苗接种而避免了慢性乙肝感染。还有其他很多曾经让人无比恐惧和绝望的疾病，由于相应疫苗的研发和接种，都已经绝迹或即将消失。例如，曾经在15年之内导致欧洲3亿人丧生的天花，如今已经绝迹；脊髓灰质炎（俗称小儿麻痹症），从1988年感染了超过125个国家减少到如今的2个国家；还有破伤风、百日咳、白喉等，都在渐渐离我们远去。接种疫苗不但

———————————

① 挽救年轻生命等值年：挽救一个年轻生命，相当于多少患者从一种较差的健康状态转换为一种较好的健康状态的价值。

使个人直接获益，还可能会带来群体免疫的效果，从而有效降低传染病蔓延的风险，有着极高的临床价值。

除了上述直接获得的临床价值，药物的临床价值还体现在提高患者用药的依从性上。在现实医疗环境下，疗效可能因患者不遵从医嘱而降低。而药物如果能改善患者用药的依从性，就能提高药物治疗的临床效果。

举例来说，孩子咳嗽发热，被诊断为支原体肺炎，大夫开了阿奇霉素分散片的处方。但这种药很苦，全家轮番上阵，"连哄带骗"，孩子就是不愿意吃药，咳嗽迟迟好不了，体温也总是恢复不到正常范围。这就是不遵从医嘱的行为——"喂"不进药使孩子无法恢复健康，而不是阿奇霉素本身对于支原体肺炎不能产生疗效。此时若是换用一种经过矫味处理的阿奇霉素，它吃起来是甜甜的，那孩子的依从性就会变强，治疗效果也会更好。

我曾遇到一些"不听话"的糖尿病患者，由于不按医生的要求正确用药，糖化血红蛋白总是不达标。他们告诉我，饭前和睡前都要打针，"太麻烦"了。抛开注射部位的疼痛不说，餐前用的短效胰岛素要求打完针后必须在一定的时间内进餐，时常跑饭局的他们实在难以做到如此精准地"掐点"吃饭，短效胰岛素对他们来说既是经济负担又是心理负担。这时我会建议他们把短效胰岛素换成对"掐点"吃饭要求不那么严格的预混胰岛素，患者可以选择在餐前或餐后立即注射。随着科学家对胰岛素的开发，目前也有一周给药一次就能把血糖水平控制得很好的胰岛素，患者用药的依从性远高于其他药物，可以大幅降低未来临床并发症的发生概率。

社会角度的药物价值

社会价值通常以长期生存所带来的劳动生产力的提高来衡量。对于壮年患者来说，更长的有质量的生存时间意味着可以通过工作去创造更多的财富，这对整个社会是有利的。老年患者尽管已经退休，但在生活自理期间，他们承担了做家务、照看孙辈等责任，也有一定的家庭劳动生产力，社会因此获益。

2019 年末中国台湾艺人高以翔在录制节目时突发心源性猝死，年仅 35 岁。在我国，心血管病是排名第一的死亡疾病，平均每 5 例死亡中有 2 例源于心血管病，每 10 秒就有一人因心血管病死亡。近年我国心血管病呈现年轻化趋势，这意味着每年有数百万个正值壮年的"高以翔"因为心血管病离世。而血压、血脂异常是心血管病的高危因素。一项研究表明，与现有治疗模式相比，规范的血压、血脂管理可减少未来 15 年（2016—2030 年）内 970 余万例急性心肌梗死事件的发生，减少 780 余万例卒中事件的发生，避免约 336 万人死亡。因此，规范使用降血脂药对扭转我国心血管疾病的发病趋势有着重要意义，也可避免社会巨大劳动力的损失。

药物的社会价值还体现在促进社会公平方面。在医疗资源配置有限的情况下，尽管某些药对个体来说具有很高的效益，但少数人享用的高成本治疗无疑会给社会公平和可持续发展带来危机。国家基本药物政策体现的是防治必需、保障供应、优先使用、保证质量、降低负担的功能定位。因此，国家制定基本药物目录，保障目录内药品供应，就体现了药物促进社会公平的价值。

根据国务院发展研究中心的数据，2016 年中国恶性肿瘤患者平均每次住院费用为 17 567 元，如果按每年入院 5 次计算，年均住院费用约为 8.8 万元。在世界卫生组织的定义中，当家庭出现"灾难性医疗支出"时，也就是医疗支出大于或等于扣除基本生活费（食品支出）后家庭剩余收入的 40% 时，这个家庭就会"因病致贫、因病返贫"。2017 年，我国城镇居民人均可支配收入不足 3.7 万元，农村居民人均可支配收入不足 1.4 万元。当家中出现一位恶性肿瘤患者时，一年 8.8 万元的治疗花费可能成为家庭"灾难性的医疗支出"。事实上，在我国建档立卡的贫困户中，因病致贫、因病返贫的比例均在 42% 以上。

自 2018 年 11 月 1 日起施行的《国家基本药物目录（2018 年版）》，增加 187 种新药品。与 2012 年版相比，不仅增加了品种数量，还优化了药品结构，突出常见病、慢性病以及负担重、危害大的疾病和公共卫生等方面的基本用药需求。在调入的 12 种抗肿瘤药中，不乏小分子靶向药等创新药物，2017 年纳入国家医保谈判目录的曲妥珠单抗就是其中之一。此前，每支曲妥珠单抗的医保支付标准已经从 2 万元降至 7 600 元，降幅高达 70%。曲妥珠单抗等抗肿瘤药物进入基本药品目录后，患者用药有望得到更好的保证。享受有效且可负担的抗肿瘤治疗应当是所有公民的权利，而不只是少数人的特权。

至于前面提到的 PD-1/PD-L1 抗体药，与传统化疗药相比，对于适应证患者来说该类药品无疑具有较高的临床价值。如果选择国产特瑞普利单抗注射液等，与进口的"K 药"或"O 药"相比，每年的花费可从 40 万元降至 10 万元。相比较而言，国产药可使更多的患者享受药物创新带来的红利，促进社会公平，无疑具有一定的社会价值。

然而，我们也不能忽视"K药"和"O药"的创新价值。作为最早上市的作用于免疫检查点的生物制剂，"K药"和"O药"为肿瘤的临床治疗打开了新思路，同时驱动了同类药品的研发。2014—2019年，全球已上市10款PD–1/PD–L1抗体药，为肿瘤患者带来了越来越多的选择与福音。尽管"K药"和"O药"由于定价较高，可负担性较差，一定程度上影响了公平，但它的创新性为肿瘤免疫治疗开辟了一条新赛道，惠及了广大肿瘤患者，使其长期生存成为可能，这是药物的社会价值的另一种体现形式。

患者角度的药物价值

除上述的临床价值外，药物对患者有没有价值呢？有。下面我分别从药物的希望价值和期权价值两个角度来讲。

什么是药物的希望价值呢？新的治疗方式出现时，往往由于证据有限，而存在着许多的不确定性。比如，癌症治疗领域的新型PD–1/PD–L1抗体药"K药"和"O药"，虽然在应对某些癌症种类上取得了可喜的结果，但科研人员仍在积极探索该类药物在其他癌症种类上的有效性。在这些仍处于探索阶段的癌症种类中，一部分患者因为感知到免疫治疗药物的"希望价值"而选择它，愿意承担治疗失败的风险，希望自己成为幸运的获益者。也有一部分患者倾向于选择"更稳妥"的传统化疗方案，这就让自己与可能的幸运（最好的治疗效果）失之交臂了。在这儿，选择PD–1/PD–L1体现的就是药物的希望价值。

　　那么又怎么理解药物的期权价值呢？可以将期权理解为对未来医疗科技发展的希望。展文莲是我国首位尝试人体冷冻技术的患者，2016年被确诊为肺癌晚期，虽然积极治疗，病情仍然迅速恶化。临终前她选择用人体冷冻技术把身体保存在原始状态，直到医学进步到可以治愈肺癌时，再将身体解冻并重新激活。展文莲的身体被保存在-196℃的液氮罐中，全球目前已有300多位这样的患者，都静静地躺在液氮罐里，等待有一天"复活"并采用先进的治疗技术治愈疾病。当然，如果有一天冷冻计划真的成功实现，它所涉及的伦理道德问题，将会是摆在人们面前有待解决的难题。这项人体冷冻技术体现的就是期权价值，是患者对未来先进技术的希望。

　　能够延长患者生命，使其等到另一种新治疗手段出现的药物也有着期权价值。我先给你讲个故事吧。2012年，刚过完5岁生日的加州女孩埃米莉被诊断为急性淋巴细胞性白血病。尽管该病的多数患儿可以通过化疗治愈，然而埃米莉在进行首轮化疗时就发生了感染，差点因此失去双腿。而后病情复发，无奈之下只能再次接受化疗，并苦苦地排队等待骨髓移植手术，在这期间埃米莉的病情又复发了。就在医生们无计可施时，她加入了一个I期临床试验——CAR-T疗法[①]（嵌合抗原受体T细胞免疫疗法），并最终挽救了生命。尽管化疗后病情恶化，但正是由于化疗药的帮助，埃米莉的生命才得以延长两年，并最

---

① CAR-T疗法：是一种治疗肿瘤的新型精准靶向疗法。T细胞也叫T淋巴细胞，作用相当于人体内的"战士"，能够抵御和消灭"敌人"（如感染、肿瘤、外来异物等）。技术人员通过基因工程技术，将T细胞激活并装上定位导航"战车"（肿瘤嵌合抗原受体），利用其定位导航功能，识别体内肿瘤细胞并高效地杀灭，从而达到治疗恶性肿瘤的目的。

终等来了CAR-T疗法。这两轮化疗对于埃米莉来说体现的就是药物的期权价值。

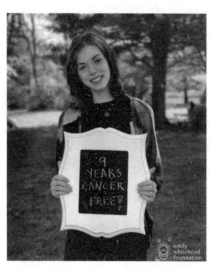

埃米莉手持"无癌生存九年"的图片
（图片来源：emilywhitehead.com）

我们再回到小引提及的两个例子。从社会的视角来看，给癌症终末期患者一支镇痛药缓解疼痛，给一片巴氯芬抑制顽固性呃逆，虽然不能延长患者的生命，但改善了患者的生活质量，充分体现了两种药物的临床价值。给临终患者一袋糖盐水而不是临床价值极低的肠外营养液，避免了医疗资源的浪费，维护了社会公平，体现了一袋糖盐水的临床价值和社会价值。以上这些缓和医疗的措施，符合患者和家属的意愿，也体现了患者价值。这无疑是有价值的药物治疗。而另一个例子里，尽管生命支持与抗感染治疗短暂延长了患者生命，却丝毫没有改善患者的生活质量，质量调整生命年几乎为0，这样的治疗失去了临床价值。同时由于浪费了医疗资源，也没有社会价值，仅仅体现了家属代言下的患者价值。

小结

1　医药科技进步与社会经济的发展所导致的药物和医疗资源浪费成为医疗保障越来越沉重的负担。"无效的医疗是最昂贵的医疗"，这个药物治疗领域的新理念有助于帮助我们获得最有价值的药物治疗。

2　药物价值可通过临床价值、社会价值和患者价值三个维度来评价。不同视角下的药物价值评价，其意义不完全相同。

3　选择是一门艺术。有价值的药物治疗，既不是最先进的技术，也不是最昂贵的药品。只有对一个药品的临床价值、社会价值和患者价值进行全面评估，才能勾勒出它的总体价值。

4　对公众和患者而言，了解药物价值的概念，有利于与医生共同商定临床治疗决策，节约医疗资源，促进社会和谐。

"黄金有价药无价"，
如果你用价格衡量价值，
药的本来面目就变得模糊不清了。

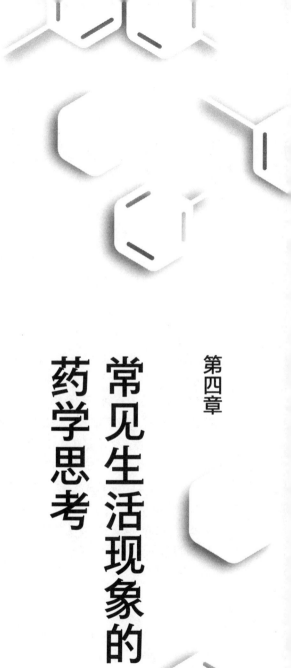

第四章

常见生活现象的
药学思考

关于药物在疾病领域以外的一些应用，我们不能将其看作吃药、用药。比如，吃一片果味维生素C，喝一瓶含有咖啡因的力保健等。这里面的维生素C、咖啡因对人体影响如何？我们该如何正确看待、使用这些含有药品的保健品？还有，关于没有医生的处方，不经过药师审核、调配的公众自我购药、用药，你的认知、行为正确吗？一些麻醉和精神类的药品"摇身一变"可能就是毒品，我们如何正确认识并远离毒品？另外，你了解运动兴奋剂吗？你知道致幻剂吗？

这一章我就从药师视角回答这些问题，帮你澄清一些概念，提升你的认知，趋利避害，正确对待这些不是药品的"药品"。

药品不可或缺，保健品不可依赖

药品在疾病预防、诊断和治疗中发挥着作用，但还有一类产品，声称有一定的预防保健作用，吸引了一大票"粉丝"——从健康、亚健康人群，到患有某些疾病的人，尤其是老年患者，它就是保健品。

保健品可以替代药品吗？

我在医院门诊做药物咨询工作的时候曾经遇到一位老先生。他患高血压有五六年了，之前一直有规律地服用降压药，血压控制得还可以。最近这半年有人给他推荐鱼油，告诉他鱼油也能控制血压，而且对心血管有好处。老先生本来就有些担心药物的副作用，总觉得吃药时间长了不好。于是他停了降压药，开始吃鱼油，结果血压又升高了。医生让他重新开始用药物控制血压，他还是有点儿不甘心，又来咨询我。其实老先生的问题是把保健品当药用，结果耽误了病情，这在某种程度上就是滥用保健品。

关于药品与保健品，前者不可或缺，而后者不可依赖。在疾病的预防、诊断和治疗过程中，药品有明确的证据和疗效，不可或缺。而保健品则主要起到补充营养和微弱调节机体功能的作用，不可依赖。

人们为什么热衷保健品？

看到这个小标题，你的第一反应是什么？是"讳疾忌医，寻找替代"，还是"被广告忽悠了"，抑或是"心理需要安慰"？好像我们喜欢一种事情可以有很多理由，人们对保健品的需要甚至追求也有无数理由。下面我从几个主要影响因素和你分析一下。

先说历史文化方面，一位知乎用户对于保健品走热有一句评论——"人们对长生不老的追求是跨越时空的"。确实，中国人养生，已有很长的历史。比如秦始皇派徐福寻访"长生之术"，更有历代君王在宫廷中"提炼仙丹"。这一"爱好"，从庙堂蔓延到江湖，人们寻求延年益寿的"丹药"的热情长盛不衰。这些"丹药"其实就是保健品的雏形。

美国著名社会心理学家马斯洛提出了人的需求层次理论，他认为人的需求由低到高包括生理需求、安全需求、爱与归属、尊重需求、自我实现五个层次。在满足了底层的生理需求后，对美好生活的需求就越来越强烈，健康需求和审美需求就是其中的新潮流。

根据发达国家的经验，当人均GDP超过1 000美元的时候，居民的补钙需求集中爆发，乳制品行业将进入快速增长期。而当人均GDP达5 000美元以上时，人们在医疗卫生和精神领域上的消费会显著提高。当人均GDP超7 000美元，保健品市场的发展非常迅速。到2019

年，我国GDP已经达到了99.1万亿元，稳居世界第二位，人均GDP首次站上1万美元的新台阶，而北京、上海、深圳、广州、苏州、无锡、南京、常州、杭州、珠海等城市的人均GDP则突破了2万美元。这意味着人们对健康和医疗保健的需求会进一步增长。

保健品走热最直接的原因就是人们缺乏安全感。比如我曾遇到一位患者，他退休后在家没什么事情做，总觉得自己心脏不好，去医院做了各种检查，医生告诉他没问题，但他还是不放心，于是买了各种保健品。其实人进入老年期后，由于生理功能的退化，难免会有这样或那样不舒服的感觉，加上退休后社交减少等原因，他们缺乏安全感，就更加关注自身的健康问题。

以前即使有各种不靠谱的保健品信息，在传统的传播路径里，其威力还是受限的。但在互联网时代，信息传播的力量已经今非昔比。比如，有的老年人一旦上网浏览保健品新闻，网络系统就会通过算法不断推荐类似信息，他们经不住诱惑，买了不少"保健品"。有些商家利用人性的弱点，如恐惧和不安全感等，来推销保健品。人们使用这些产品后，往往不是保健品本身发挥了作用，而只是保健品营销话术中的"承诺"缓解了人们的心理焦虑而已。

保健品和药品的区别是什么？

"保健品"在国家法规中的全称是保健食品，是指具有保健功能或者以补充维生素、矿物质等营养物质为目的，能够调节人体功能，不以治疗疾病为目的，含有特定功能成分，适宜于特定人群食用，有规定食用量的食品。可见，保健品的几个特点是：保健品其实是一种食品；有特定的功能成分，所以有一定的针对性（比如特定人群和服用量）；不能治病。根据《中华人民共和国药品管理法》的定义，药品是指用于治疗、预防、诊断人的疾病，有目的地调节人的生理功能并规定有适应证或功能主治、用法和用量的物质。

保健品和药品最核心的区别：保健品不能治病，而药品可以。这个区别的根据在于，保健品不需要证据证明其疗效。拿前面提到的鱼油举例子，在美国，鱼油类保健品的外包装上对于效果的介绍是这么说的，"可能对心血管疾病有一定的帮助"，而且会注明"并未被美国食品药品监督管理局批准"。什么意思呢？也就是说没有官方的认证和背书。事实上，关于鱼油能不能预防心血管疾病，还一直停留在猜想或者有争议的层面。2018 年，考科蓝协作组织①发布的一项研究表明鱼油在这方面是无效的，在各大媒体引起了轩然大波。

由此延伸出来二者更深层的区别是，生产过程的严格程度和上市准入的流程也不同。药品要符合良好生产规范②，上市前要提交相应的临床研究证据以证明其疗效，要比保健品严格得多。不同国家在这方面的尺度有差异：在美国，保健品一般属于膳食补充剂，准入门槛相

---

① 考科蓝协作组织：在艾恩·查默斯爵士倡导下于 1993 年成立，是独立、非营利的非政府组织，由 170 个国家超过 3.7 万名的志愿者组成。该组织成立的目的是希望以系统化的方式组织医学研究的资讯，依照循证医学的原则来提供医护专业人员、病人、医疗政策制订者等需要的资讯，以便于在医疗上做最优选择。

② 良好生产规范：世界卫生组织将良好生产规范定义为指导食物、药品、医疗产品生产和质量管理的法规。良好生产规范是一套适用于制药、食品等行业的强制性标准。

对较低，美国食品药品监督管理局也提到，一旦某种膳食补充剂符合药品的定义，将会被纳入药品进行管理；在欧洲，保健品的上市和监管力度接近药品；在澳大利亚，保健品则被称为补充药品，是指在安全性和功效上与药品有交叉的一类产品，绝大多数由于风险较低，只需要进行登记，而不需要注册；在日本，特定保健食品的审批流程要经过保健所、都道府县或政令市或特别区，最后到厚生省（相当于我国国家卫生健康委员会）并委托特定保健用食品委员会和国立健康营养研究所讨论，审批程序相对比较复杂，门槛的抬高也在一定程度上保证了产品的品质。

从 2020 年 1 月 1 日开始，我国《保健食品标注警示用语指南》正式实施。这意味着，所有保健食品都必须在包装的显眼位置印上警示语"保健食品不是药物，不能代替药物治疗疾病"。按照新规，警示用语区应当位于最小销售包装物（容器）的主要展示版面，所占面积不应小于其所在版面的 20%。

辨识药品和保健品的三个关键

那么，我们如何辨识药品和保健品呢？药品的批准文号一般是"国药准字"——H（化学药品）或 Z（中成药）、S（生物药品）、J（进口药品国内分装）、B（保健药品、具有辅助治疗作用的药品）、F（药用辅料）等。而保健品的文号则不同，一种是 2003 年以前的"卫食健字"，另一种是 2003 年以后的"国食健字"。

而且保健品的包装或者标签上有相应的标识，一般简称其为"蓝帽子"。另外，有些药物既是药品的成分，又是保健品的主要成分，比如维生素C，既有"国药准字"产品，也有"国食健字"产品。

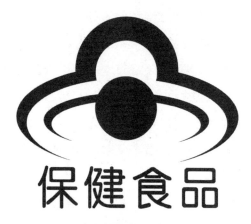

中国保健食品标识

还有一种情况是"药食同源"，这种情况在中医药领域尤为常见，也早已为很多人所接受。其实，东汉末年成书的《神农本草经》记载了300多种药物，包括大枣、人参、当归、枸杞子、党参、黄芪、莲子、薏苡仁等，都是具有药性的食物，常作为配制药膳的原料。国家卫生行政部门早就制定了《按照传统既是食品又是中药材物质目录》，2020年还发布了《关于党参等9种物质开展按照传统既是食品又是中药材的物质管理试点工作》，将党参、肉苁蓉、铁皮石斛、西洋参、黄芪、灵芝、山茱萸、天麻、杜仲叶9种物质纳入药食同源目录进行管理。人们在日常生活中食用这些物质时都将其作为保健品。

保健品的两个误区和一个风险

2019 年中国消费者协会发布的《信用消费与消费者认知调查报告》显示，保健品成为消费者不满意的重要消费领域之一。客观来说，消费者的不满意既有本身的认知问题，也有保健品营销手段和质量的问题。

第一个误区：把保健品当药吃。中央电视台《今日说法》栏目曾报道一个因感冒致肺部感染，发热超过 39℃的患者拒绝用药，最后不幸死亡的案例，令人十分痛心！林女士曾经有个幸福美满的家庭，却被一场感冒夺去了生命，去世时只有 34 岁。丈夫和家人认为罪魁祸首就是××公司旗下的保健品和一款果汁。就在其去世的前几年，林女士受到××公司所谓"导师"的蛊惑宣传，开始笃信保健品，有病拒绝看病吃药，除了吃该公司的保健品，还喝这款果汁。而这次感冒，她的发烧时间比以前长，高烧不退的时候，林女士相信"导师"的说法——身体要大排毒，仍然拒绝就医用药，只吃保健品、喝果汁。最后身体实在不能坚持，被家人强行送进医院，可已经来不及了。严重的肺部感染导致多脏器衰竭，林女士扔下丈夫、孩子和父母糊里糊涂地撒手人寰！林女士去世后，家人翻出她生前购买的保健品，铺满了整张茶几。她丈夫粗略地算了本账，林女士至少购买了三十多万元的××公司产品，她去世后这些产品大部分仍然堆在家里。

你看，把保健品当药吃这个误区最大的风险就是耽误治疗。案例中林女士为此付出的代价实在是太大了！

　　第二个误区：保健品非常安全，多多益善。这句话前半句基本没毛病，但后半句就不对了，脱离了剂量范围说安全明显是不靠谱的。一般来说，保健品的副作用比药品要小很多，但也应按剂量吃，保健品补充过量同样会有安全风险。比如维生素B_6过量可能会导致神经永久性受损，维生素E过量可能会增加出血风险，维生素D过量会导致血钙过高并增加肾结石风险。这些年临床遇到的药物性肝炎[①]患者有增长趋势，其中由保健品引起的占40%左右。所以你看，哪有什么多多益善。讲一个临床案例。王大爷70多岁，独居，没有孩子的陪伴，所以经常去听所谓的"健康讲座"，一来二去，把每个月的退休金几乎全部买了保健品。最后他是因为出现了明显的身体不适才来医院，来医院后一检查，发现他有明确的肝功能损伤、大量腹水伴有腹膜炎，是典型的药物性肝炎。而王大爷服用的保健品中含有的首乌、半夏等草药成分，如果长期服用本身就会对肝脏有一定的损害，出院后老先生学乖了，再也不盲目迷信保健品了。

　　除此之外，还要提防假保健品或药品。虽然我们刚刚说了药品和保健品的区别，还介绍了"蓝帽子"标识。但不幸的是，生活中我们还可能遇到一类带着"伪装"的"保健品"——其中最主要的问题是保健品或中成药中非法添加了化学药物，而且添加的成分也越来越隐蔽和复杂。

---

① 药物性肝炎：指以往没有肝炎史的健康人或患者，在使用某种药物后发生程度不同的肝脏损害。目前我们日常生活中接触的药物及保健品超过3万种，明确可以引起药物性肝炎的药物超过1 000种，因此，药物性肝炎已成为一个不容忽视的严重公共卫生问题。

　　我举几个例子说说其危害。2009 年，新疆维吾尔自治区发生"糖脂宁胶囊"致人死亡案件，经药品检验所检验，原来其中非法添加了降糖类西药格列苯脲——这种成分使用过量会导致低血糖风险，严重的话会危及生命。这是虚假中成药中非法添加的风险。2020 年 9 月河北三河警方在"亮剑 2020"打击整治专项行动中，破获 4 起销售有毒、有害食品案，其中非法售卖的虫草鹿鞭王、蚁力神等"保健品"均含有西地那非成分，该成分不在保健品允许使用的原料目录内，可能引发不良反应。

　　第三个例子是我所经历的。我们医院风湿免疫科一位医生找到我，说他这里有一位风湿免疫疾病的患者在服用民间保健偏方，效果非常明显和快速，成分都是中草药，希望我帮忙看看。这个偏方做成了胶囊，我们药品检验室拿到样品，打开胶囊用 HPLC[①]（高效液相色谱）做了相应的检查，没有特别的发现，确实都是中草药。如果这样，那这个方子效果确实不一般。正在怀疑和犹豫的时候，一位专家建议我们再查一下胶囊外壳的成分。这一查不要紧，原来秘密藏在这儿！在胶囊壳的 HPLC 曲线中出现了明显的糖皮质激素[②]色谱峰。原来造假者为了瞒天过海，在胶囊的内容物中用的都是中草药，却在胶

① HPLC：是一种从未知混合物中检测出单一成分的仪器分析方法。以液体为流动相，采用高压系统，将具有不同极性的单一溶剂或不同比例的混合溶剂、缓冲液等流动相泵入装有固定相的色谱柱，各成分在柱内被分离后，进入检测器进行检测，实现对试样的分析。

② 糖皮质激素：是由肾上腺皮质分泌的类固醇激素，也可由化学方法人工合成。具有调节糖、脂肪和蛋白质的生物合成与代谢的作用，还具有抗炎作用。称其为"糖皮质激素"是因为其调节糖类代谢活性的作用最早为人们所认识。

囊壳里添加了糖皮质激素。所以你看，事出反常必有妖。说到这儿，你可能会说，隐瞒成分自然不对，但人家效果好啊，是否也还是可以用呢？这样想就是"只图一时爽"了，糖皮质激素虽然在使用初期可能快速改善病情，但长期使用反而会造成疾病对药物敏感性降低，病情难于控制的恶果。更坏的是，你是在毫不知情（胶囊壳里含有糖皮质激素）的情况下使用的，其恶果更为严重！

如何选择保健品？

上面说了这么多，保健品不可依赖，更不可滥用。其实绝大部分人并不存在营养摄入不足的情况，在膳食平衡的情况下，不需要额外服用保健品或膳食补充剂。但如果属于以下几种特殊的情况之一，可以选择一些保健品。

妊娠期和哺乳期妇女可以补充叶酸、铁和钙。

老年人和长期饮酒的人可以补充一些维生素B_{12}。

更年期尤其是更年期症状比较明显的女性可适当补充一些大豆异黄酮[①]，绝经后的女性可以适量补钙。

经常口腔溃疡者可补充B族维生素，长期缺乏日照的老年人可以补充一些维生素D。

---

① 大豆异黄酮：是大豆中一种黄酮类生物活性物质。从植物中提取的大豆异黄酮与雌激素有相似结构，因此又称"植物雌激素"。大豆异黄酮的雌激素作用影响到激素分泌、代谢生物学活性、蛋白质合成、生长因子活性。

有"三高"和心脏病风险的人可以补充一些鱼油或者不饱和脂肪酸 ω–3[①]，有些高血压患者可能需要补钾。

有骨关节问题的中老年人可以补充一些硫酸软骨素[②]。

有预防糖尿病、控制血糖水平需求的人可以补充一些膳食纤维。

小结

1 保健品不是药品，不能代替药物的治疗作用。

2 保健品鱼龙混杂，正确识别保健品，认准"蓝帽子"。

3 有病要靠药来治，保健品不可依赖，更不可滥用。

保健品总想
穿上药品的"外套"冒充药品，
而公众常常被其迷惑。

---

① 不饱和脂肪酸 ω–3：为一组多元不饱和脂肪酸，常见于南极磷虾、深海鱼类和某些植物中。ω–3 具有抗炎症、抗血栓形成、抗心律不齐、降低血脂、舒张血管的作用。

② 硫酸软骨素：是一种从动物组织中提取制备的酸性粘多糖类物质，能够减少骨关节炎患者疼痛、改善关节功能、减少关节肿胀和积液，防止膝关节和手关节部位的间隙狭窄。

自我药疗：让我欢喜让我忧

我们前面讲了很多药物和药品的知识，但你最想知道的或许是现实生活中"怎么用药"的问题。这一节我就来说说每个人都会遇到的用药场景——自我药疗。自我药疗让我们可以轻松面对生活中的健康小问题，不用大病小病都跑医院。但自我药疗也是一把双刃剑，弄不好你可能会走入误区，出现认知和判断错误，甚至延误病情，真是"让我欢喜让我忧"。下面，我就带你去了解什么是自我药疗、自我药疗的由来、自我治疗的发展（比如药品分类管理①制度）、我们怎么正确对待自我药疗，以及自我药疗的未来。

---

① 药品分类管理：包括对麻醉药品、精神药品、医疗用毒性药品和放射性药品的分类管理，也包括对处方药与非处方药的分类管理。而后者的核心目的是在加强处方药管理的同时，方便公众获取非处方药，提高药品的可及性，引导消费者科学、合理地进行自我保健，减少不合理用药的发生，切实保证人民用药的安全有效，是与国际上通行的药品管理模式接轨，提高用药水平的重要举措。

什么是自我药疗？

在平时的工作中，我经常会遇到患者或熟人的咨询——"张医生，孩子发热，去药店买了点药，店员给我推荐了这两种，你看我该吃哪个？""张老师，最近口腔溃疡，都说要吃维生素，你说哪种最好呢？"看，这些都是日常小病用药的问题，其实我们每个人都会遇到。那么什么是自我药疗呢？

咱们先看看官方的说法，世界自我药疗行业协会给出的定义是：自我药疗是指在没有医师或其他医务工作者指导的情况下使用非处方药，用以缓解轻度的、短期的症状及不适，或者用以治疗轻微的疾病。而世界卫生组织则认为，自我药疗是自我选择药品、使用药品来处理自我认识到的症状和疾病的方法。

现实生活中，每个人都是自己的主人，但在医疗健康领域，我们不得不求助于专业人士，因为有信息不对称，存在专业壁垒，但是小伤小病上我们还是希望自己的事情自己做主。所以，简单说，自我药疗就是：患者自己用非处方药治疗小病。本质上，自我药疗的核心是"自我"，就是有自主性，这可以算是"喜"的一面；而自主是有代价的，没有专业人员的指导，有风险相伴，这是"忧"的一面。这是常见自己处理小伤小病的第一场景，再扩大一些，把首次经医师诊断的常见病和健康问题也纳入其中。那么自我药疗的主要场景就是：

- 可以自行判断的小病（症状），比如感冒、消化不良、便秘。

· 根据医生之前的诊断，自己可以控制的慢性病或小病，比
如湿疹、脚癣（脚气）、过敏。

为什么会有自我药疗？

在各种因素的作用下，自我药疗成为某种程度上的刚需。

首先，自我药疗并非新鲜事物，它一直贯穿在传统医药实践中，
是来自群众的经验医学，比如"神农尝百草，日遇七十二毒，得茶而
解之"。又如，小时候如果被蚊虫叮咬，奶奶会找来新鲜紫苏叶捣烂，
用醋调和，便可止痛止痒。自我药疗其实就是祖辈与疾病做斗争的经
验总结。

其次，随着自由平等的思想日益深入人心，患者的意识也在快速
觉醒，人们希望掌握自己身体的主动权。1975 年世界卫生组织就提出
"人们有权利也有责任以个体和集体的方式参与他们的卫生保健的计
划和实施"。我们每个人都该对自己的健康负责，自我药疗正是落实
这个倡议的主要方式之一。临床上，我也经常遇到进行自我药疗的患
者捧着说明书来咨询。我会问他们为什么不先看医生，大多数患者的
回答是"小病买点药就好了，自己就解决了"。甚至在一些线上社区
里，比如妈妈社区，你经常能看到妈妈们写的小儿湿疹用药经验帖、
小儿发热处理（使用退热药）经验帖（一般也都有医生的佐证）。这
些帖子往往会得到其他妈妈的点赞和响应，也会有不少妈妈选择尝试
这些自我药疗经验。你看，自我药疗其实也是自我意识在小病治疗上
的一种体现，而我们正处于个体崛起的时代。

再次，自我药疗的发展还离不开社会经济的推动。人们医疗保健时，讲究性价比。"大病去医院，小病去药店"的医疗保健消费理念日益流行，人们会根据自己的情况选择性价比高的方式来解决小问题。而事实上大部分人最常遇到的都是小毛病，自我药疗便是大家的第一选择，所以才有了遍布大街小巷的药店。

最后，科学技术的发展尤其是互联网的普及也大大推动了自我药疗的发展。比如以前需要从老一辈或专业人士那里才能得到自我药疗信息，现在上网就可以解决了。所以目前搜索引擎是最大的自我药疗入口。在搜索引擎的热词列表中，很多是关于求医问药的。多年前谷歌公司甚至和美国的疾控机构合作，来预测流感的暴发。

我说到了自我药疗发展的四个驱动因素——历史传承、自我意识崛起、社会经济发展和技术进步的推动，但其实只说了"自我药疗"的前半部分，就是"自我"的部分，还有后半部分"药疗"。要让一件事情落实下去，还需要有制度的建设。这里的药疗，更多的是指非处方药治疗。接下来咱们说说自我药疗发展中必不可少的制度建设——处方药与药品分类管理制度。

非处方药与药品分类管理制度

在历史上，很多制度的设计和建设都是由一些重大事件引发的，药品分类管理制度也是如此。

20 世纪 30 年代，美国田纳西州马森吉尔药厂生产一种治疗小儿感染的抗生素。但在配制时主任药师瓦特金斯为使小儿方便服用，擅自采用工业溶剂二甘醇①代替乙醇来和糖配制磺胺酏剂②。这种药物被美国南部几个州用来治疗感染性疾病。结果当年的 10 月，使用这种药物的地方出现了大量的肾功能衰竭患者，两个月间出现的 358 例主要是儿童，其中 107 例因尿毒症死亡。后来的尸检表明这些患者大部分是因肾功能严重受损而死亡。后来的流行病学调查证明，这种情况与该公司生产的磺胺酏剂有关，而原因就是二甘醇在体内氧化代谢成草酸，从而损害肾脏。这一事件造成的社会影响巨大，主任药师瓦特金斯也因悔恨而自杀，但是用药安全还是要制度来保证。1938 年，罗斯福总统签署了《食品、药品与化妆品法案》。这就是著名的"磺胺酏剂中毒事件"，加上其他一些药害事件，欧美各国开始警醒，就此着手建立处方药与非处方药分类管理制度，从法律的角度来保证患者的用药安全，尤其是自我药疗的安全。

　　美国于 1951 年通过了《食品、药品与化妆品法案》的修正案，明确了"在没有医疗监护下使用是不安全的一类药物"为处方药，处方药只有凭医生的处方才能调剂和售卖。而非处方药则是在临床上应用广泛、疗效确切、安全性强、质量稳定可控的药物，患者不需要医生的处方，仅根据自己掌握的医药常识即可在社会药店自行购买，进行自我治疗或康复保健。非处方药一般有三个特点：经过较长时间的

---

①　二甘醇：一种工业溶剂，无色、黏稠、微甜，对中枢神经系统有抑制作用，能引起肾脏病变及尿路结石。

②　酏剂：一种较古老的药物剂型，由药物、乙醇、甜味剂和芳香性物质配制而成，现很少应用。

临床使用和评估，药效确定；按照药品使用说明使用时相对安全，不良反应发生率低；使用方便且易于储存。

《食品、药品与化妆品法案》修正案是国际上首次从法律意义上明确对药品按处方药与非处方药实行分类管理。美国后来还用了 10 年时间（1972—1982 年），对当时上市的所有非处方药进行进一步审评，确保了自我药疗患者的用药安全。之后，德国、日本等发达国家先后完成了药品分类管理的改革。

1995 年，世界卫生组织发布国家药品政策的相关文件，将药品分类管理列入国家药物政策，明确支持自我药疗。与此同时，世界卫生组织也为各国"负责任的自我药疗"进行政策指引。

- 自我药疗的药品的有效性、安全性和质量已被证明。
- 自我药疗的药品是指那些用于可以自我识别的症状、慢性病和复发疾病（在初发医生确诊后）的情况。
- 自我药疗的药品都必须是严格按照要求设计的，比如有适合使用的剂量和剂型。
- 自我药疗的药品还需要包含一些信息，比如如何服用或使用该药品，效果和可能的副作用，如何监控药品的效果，药物间可能的相互作用，预防措施和警告，药物持续作用的时间以及何时应该去寻求专业的建议。

以上这些是国外的情况，接下来说说我国的情况。从 1988 年国家成立"中国大众药物协会"（1996 年更名为"中国非处方药物协会"），到 2000 年 1 月 1 日正式实施《处方药与非处方药分类管理办法》，再到 2001 年国家新修订的《中华人民共和国药品管理法》明确"中国实行药品按处方药与非处方药分类管理制度"，至此药品分类管理制度有了明确的法规基础。

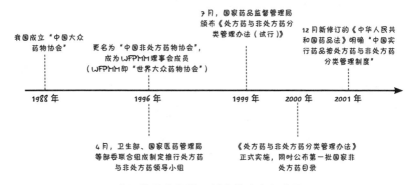

我国药品分类管理制度的建立和发展

目前我国非处方药又分甲类和乙类：甲类（红色标识）可在医院、药店销售，乙类（绿色标识）可以在医院、药店、超市、宾馆等地方销售，而且非处方药设有专有标识，便于民众识别。

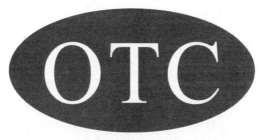

非处方药标识

在上述制度和法规的引领下，非处方药行业和自我药疗开始飞速发展。一项来自 2011 年、2013 年和 2015 年中国健康与养老的追踪研究显示，我国老年人的自我药疗比例高达 45.5%。而且随着人口老龄化进程的加速、药店连锁化和专业化经营模式的兴起和互联网的发展，这一比例还在增加。尤其是新冠肺炎疫情的出现，让更多人开始线上购药进行自我药疗。

伴随着药品分类管理还有一些有趣的事情，可能你在生活中也是有感受的。因为药品监管从来不是政府的独角戏，而是各利益方博弈的结果。非处方药监管实际上是三方面博弈的结果：一是药品广告，二是处方药和非处方药的转化，三是非处方药专论制度。

至于药品广告，国家明确规定，处方药不得在大众传播媒介发布广告或者以其他方式进行以公众为对象的广告宣传。处方药必须在医务人员的指导下购买和使用，只能在专业医疗报刊上面对专业人士进行适应证、疗效等内容的广告宣传。非处方药经批准则可以在大众媒体上进行广告宣传。而且从 2016 年开始，广播节目中的非处方药广告都会在最后加一句忠告语——"请按药品说明书或在药师的指导下购买和使用"。还有，目前非处方药广告已经不允许使用代言人了。这是博弈中监管收紧的表现。

面对博弈，还需要根据实际情况解决问题。处方药和非处方药的界限不是一成不变的，事实上还有一些"双跨"的药品（既是处方药，又是非处方药），也有非处方药与处方药的转化。一般来说，随着用药经验和安全性的积累，处方药转为非处方药的例子多一些，但也有非处方药变成处方药的情况。比如 2012 年，国家为了打击使用麻黄碱①类药物制毒的风潮，就将含有麻黄碱成分的一些感冒药（如氯雷伪麻缓释片、那敏伪麻胶囊、扑尔伪麻片和复方布洛伪麻缓释片等）由非处方药转为了处方药。同期，由于存在安全隐患或已不适于按非处方药管理，47 种非处方化学药品转为处方药。

新药上市评审是一个非常严格的过程，而非处方药已经被多年临床使用实践证明了疗效，并相对安全，那么是不是可以对新品上市给予相对宽松的空间呢？我们先看看国际经验。美国用了 10 年时间对非处方药进行评审，最终完成非处方药专论制度的构建。该制度的设计理念是，当一种药品符合专论的全部监管要求时，即可被认为是安全有效的，可以不用再进行新药申请，只需要向美国食品药品监督管理局备案并取得药品登记号，就可以上市销售。这个制度在一定程度上降低了非处方药上市的门槛，使得制药企业可以快速根据市场需求在不影响安全和效用的前提下进行创新，比如增加适宜剂型、改变口味等。

目前，包括中国在内，全球已经有 100 多个国家和地区实行了处方药与非处方药的分类管理制度。这个制度一方面强化了对处方药的管理，另一方面为自我药疗（非处方药）提供了发展空间。

---

① 麻黄碱：又称"麻黄素"，是从植物麻黄草中提取的生物碱，也可化学合成。麻黄碱有显著的中枢兴奋作用，长期使用可引起病态嗜好及耐受性，被纳入我国二类精神药品进行管制。麻黄碱是制造"冰毒"的前体，而"冰毒"是国际上滥用最严重的中枢兴奋剂之一。

有效自我药疗的"三板斧"

可能你会问，自我药疗还有啥方法吗？小问题的话，我一般去网上搜搜，去药店买点药，然后认真看看药品说明书不就得了。的确，非处方药的大部分信息在说明书上都有。但据调查，其实很多人在自我药疗的时候并不会仔细看药品说明书。还有，目前我国非处方药说明书与处方药说明书区别不大，专业术语太多，不通俗，公众难以完全看懂。那么，怎样才能进行有效、安全的自我药疗呢？下面我教你"三板斧"，让你快速掌握自我药疗的方法。简单来说，这三板斧就是：自我诊断、理性购药、合理用药。

首先，自我诊断，也就是依据已有知识或经验，对自己察觉到的症状、体征及其严重程度做出初步判断。自我诊断的依据包括：你自己或亲戚朋友的经验、书籍或网络上的信息、药品广告、药品说明书以及药店店员的推荐信息等。其中，优先推荐药品说明书（有严格的审批流程）、给医生看的临床指南或医生写的专业科普文章（有专业的背书）或者有医疗背景的朋友的推荐（这其实是很多人的首选）。不要盲目相信不可靠的信息，鉴别信息尤为重要。

另外一层意思是鉴别目前的状况是否适合自我诊断。其实我们对疾病的严重程度的判断往往是不准确的，这时候盲目进行自我药疗反而可能延误病情。比如小儿发热39℃三天还未退热，同时伴有寒战等其他症状，这时候就要及时去医院。如果右下腹疼痛逐渐严重，甚至出现了"反跳痛"，也要及时就医。所以自我药疗临界点的判断非常重要。有些时候，即使小病控制住了，但如果反复出现，也需要到医院就医，咨询医生或药师。

那么你可能会问，哪些疾病（症状）适合使用非处方药呢？其实并没有绝对的界限。一般来说，常见的非处方药大部分是一些对症治疗物，比如止痛药、感冒药、止咳药、通便药、胃药、皮肤软膏等（包括西药和中成药），认准药盒上的OTC标识就可以了。另外，我这里要特别说明，抗菌药（又称"抗生素"，俗称"消炎药"）不是非处方药，但目前在自我药疗领域存在一定的滥用情况。如果滥用抗菌药，一方面可能给自己带来风险，另一方面也会导致细菌耐药的发生，于人于己都不利。所以，如果你觉得需要使用抗菌药，建议咨询医生的建议，一定不要随意使用。

其次，理性购药。自我药疗的购药行为是一种消费行为，但又有一定的特殊性。比如选择的自主性不强，选择范围不大，单次购买量不会很大。在购约的时候要注意以下几点。

- 贵药不一定是好药。药品的价格是被监管的（比如在德国监管就非常严格）。所以不是贵药就一定好，靠谱的品牌更重要。

- 宣传包治百病且没有副作用的药一定不能买。这要么是推荐者自己都不懂，要么就是为高额利润而虚假宣传。

- 药店人员推荐的药未必就是好的。有的人在购药时会受到导购的影响。当遇到药店店员推荐药品时，多问几句为什么，如果真的是靠谱的推荐，店员的回答会有明确的逻辑，否则就不可信。

- 理性看待促销。一般的人不会因为促销而多买药品。不过慢性病患者如果需要长期服药，又赶上电商的优惠活动，确实可以适度增加购买量。

最后，合理用药。这包括详细了解适应证、使用方法、药品不良反应、药物禁忌证和相互作用、存储方法等。

不当自我药疗潜藏巨大风险

自我药疗虽然治疗的是小伤小病，用的是安全度较高的非处方药，但你吃的绝对不是没有任何危险的一碗方便面。我先给你讲个真实的案例。2007年1月4日，家住四川温江的李女士因妇科炎症，自己上街买了一盒"坤舒"牌桂枝茯苓丸服用。晚上11点左右，她打开一个药丸准备吞下，不料这个直径1.6厘米的药丸卡在她的喉咙里，吞不下去也吐不出来。家人匆忙将她送到温江区第五人民医院进行抢救，但她还是因窒息停止了呼吸。自我药疗看似安全，但一旦使用不当，依然潜藏着巨大的用药风险！下面我就来讲讲自我药疗的一些误区和需要注意的问题。

第一，没看懂说明书就盲目用药。说明书上有一些术语，如果没看懂，一定要问一下，最起码也要去搜索引擎检索一下，避免误解。比如有的药品写着"顿服"，其实是每天一次性服用的意思，而有些患者可能会理解成"每顿饭都要服用"从而导致服用过量。我们一起看个案例。

一位67岁老年男性患者，因"低血压、心动过速、视物模糊和头重脚轻"被送入医院急诊科。患者心电图疑似心房颤动，遂被收入医院观察，并由心内科医生会诊。医生给的初步治疗方案是给予地高辛并增加美托洛尔剂量。药师拿到医嘱，对患者进行用药前咨询。咨询中，患者说他入院前每日服用三次坦索罗辛胶囊，两周前开始服用。药师忙问："坦索罗辛应该每日一次！你怎么每天吃三次啊？"老先生不解地说："瓶签上写的'每日餐后服用'啊，我一天吃三餐，不就是吃三次药吗？"药师恍然大悟，原来老人被瓶签上模棱两可的措辞误导了，把每天服用一次（每日一片，餐后服用）的药物理解成三餐后各服一片，老人所有症状都是过量服用坦索罗辛引起的。你看，就算看了瓶签或说明书也可能错误用药。所以，用药无小事，一定要搞懂了再服药。

第二，不信科学信自己。有些药物，比如头孢类抗菌药（严格意义上说，头孢类抗菌药属于处方药，不在自我药疗的范围内，但事实上，自我药疗时购买头孢类抗菌药的情况还是常有发生的），明确服药期间不能饮酒，可有些人觉得无所谓，只要不多喝酒就可以，结果出现了"戒酒硫样反应"①，险些酿成大错。还是上面那句话，用药无小事。尊重科学保平安。

第三，不按照疗程服药。不按疗程服药有两种情况。一种是比较常见的提前停药。由于大部分人担心"是药三分毒"，或者"好了伤

---

① 戒酒硫样反应：又称"双硫仑样反应"。双硫仑能抑制体内的乙醛脱氢酶，让乙醇不能正常代谢，饮用少量乙醇也可引起乙醛中毒的反应，以期引起酗酒者对酒精的厌恶条件反射，达到戒酒的目的。有些药物若在使用期间饮酒也能引起戒酒硫样反应，如甲硝唑、某些头孢类抗菌药、十滴水等。

疤忘了疼"，真正按照疗程要求服药的人其实并不多。比如脚癣的治疗，一般要2~3周，但很多人，尤其是受教育程度较高的男性患者，更容易因为"自信"而停药，从而导致病情反复，不是药物疗效不好，而是治疗不彻底。另一种情况则相反，即用药时间过长。比如其实病已经好了，但自己不放心，希望能巩固一下疗效，一直用药，反而会引发问题。比如2003年的龙胆泻肝丸事件，很多患者就是因为经常"上火"而长期服用该药"清火"，结果药物毒性蓄积造成肾损害，导致肾病甚至肾衰竭。这里我告诉你一个"小窍门"：当你需要长期使用一个非处方药，但对该药的不良反应心中没底的时候，你可以断续服用。比如说服药一个月，停用一周，这样可以避免药物毒性蓄积。同时三个月后检查一下肝肾功能，请医生判断药物对你的肝肾功能有无影响。做到心中有数，防患于未然。

第四，特殊人群自我药疗时要多一分谨慎。哪些人是特殊人群呢？一般来说是老人、儿童、妊娠期或哺乳期妇女。比如老年人因为机体功能逐渐退化，代谢能力降低，很多药物需要减量服用。又比如针对儿童退热，就不建议用阿司匹林（阿司匹林可能会导致儿童患上一种叫作"瑞氏综合征"①的疾病），推荐使用对乙酰氨基酚或布洛芬等解热镇痛药。

另外，虽然非处方药风险比较低，但怀孕的妇女要十分谨慎。比

---

① 瑞氏综合征：发病原因目前尚未完全清楚，但研究发现与幼儿患病毒感染性疾病时服用水杨酸药物（如阿司匹林）有关。症状表现为不断呕吐，其他症状包括腹泻、疲倦、精神欠佳等。随着疾病加重，患儿可能会变得过度亢奋、神志不清、惊厥或癫痫，甚至昏迷。

如在自我药疗常用的感冒药中，孕妇禁用或慎用的成分（很多非处方感冒药中含有）就有阿司匹林、双氯芬酸、布洛芬、可待因、右美沙芬（前三个月）、苯海拉明等，慎用的成分还有对乙酰氨基酚、伪麻黄碱、金刚烷胺等。很多药物会通过乳汁进入婴儿体内，因此不适合哺乳期妇女使用，比如哺乳期妇女禁用苯海拉明、氯苯那敏或含有这两种成分的非处方药；另外，含有阿司匹林、对乙酰氨基酚、伪麻黄碱、可待因、金刚烷胺、特非那定、咖啡因等药物的非处方药也要慎用。所以，妊娠期和哺乳期妇女若要进行自我药疗，建议先咨询医生或药师，不要自行服药，避免产生风险。

非处方药的创新时代

互联网领域经常说的一句话就是"未来已来"。其实自我药疗的现状也是这样。在服务的供给上，互联网医疗和医药电商的发展，让自我药疗越来越方便。比如自我诊断出现困难的时候，可以求助于线上的医生或药师，或者查询专业的内容；购药时可以选择电商或者24小时覆盖的快速送药上门服务；使用药品的问题可以咨询人工智能医生或药师，它会了解我们的健康档案或用药历史，有针对性地给出自我药疗的建议，而且你享受到的服务会实时更新，专业性不会过时。当然，在这阶段到来之前，可能最方便的是从互联网上找到能帮助你的医生或药师。

在药品供给上，目前药品分类管理制度日趋完善，但非处方药上市的临床试验和复杂的注册审批流程几乎与处方药类似。这种严苛的审批与处方药已经通过广泛使用得到充分的安全性和有效性验证这一特点并不匹配，从某种程度上不利于创新。好消息是，最新的《中华人民共和国药品管理法》第十六条明确提出要优化非处方药注册流程，要根据非处方药的特点，制定非处方药上市注册相关技术指导原则和程序。这意味着，非处方药的创新时代将会到来，大众自我药疗的药品选择将会更加丰富。

小结

1　自我药疗是指在没有医师、药师指导的情况下使用非处方药，以缓解轻度的、短期的症状及不适，或者用以治疗轻微的疾病。

2　药品分类管理制度是自我药疗安全的重要保障。

3　自我药疗的核心是：自我诊断、理性购药与合理用药。

4　未来已来，经济发展和科技进步会让自我药疗更加便捷，自我药疗也将在药物治疗和个人健康管理中占越来越高的比重。

———

人们都有自我用药的权利，
也有放弃这一权利的权利，
由专家完成专业的事应该是理性的选择。

———

药物的滥用

让人类最爱又最恨的一种植物是什么？我的答案是罂粟。

从"天使"到"魔鬼"——毒品及其危害

记得我是在云南的一家药用植物园里第一次看到罂粟的。当工作人员告诉我园子里开着艳丽的花朵的植物就是罂粟时，我一下子惊呆了！我真没想到这个在我心中有着邪恶形象的植物居然这么妖艳漂亮。我想人类当初亲近罂粟，也许就是受到了这些美丽花朵的诱惑。

大约 4 000 年前，居住在西亚的亚述人发现，将罂粟没有成熟的果实切开，白色乳汁就会从切口处涌出，干燥之后就成了效力强劲、呈黑褐色的阿片。那时两河流域的人们，在一天的劳作之后，会煮上一壶罂粟茶，让一天的疲惫融化在这叫作"忘忧草"的药茶之中。但罂粟作为毒品的源头给人类留下了永远难以愈合的伤疤。

罂粟是一种重要的药用植物。作为药品，我们从罂粟中可以提取阿片，1806 年德国化学家泽尔蒂纳又从阿片中分离出一种白色粉末，他用希腊神话"睡梦之神"的名字吗啡命名。吗啡具有强大的镇痛效力，还有催眠、止咳、止泻等作用。不过，就像人类发现的原子能，既可以用来建设核电站产生无尽的能量，也能制造原子弹给人类带来无穷的灾难，吗啡让人类欣喜之余，又打开了一个潘多拉魔盒，它魔鬼般狰狞的面目让人类吃够了苦头。其中最为严重的是给婴儿服用含阿片药品，在19世纪最后20年里，仅这一项就导致至少几万名婴儿死亡。

现代社会中，人们把吸毒（包括使用运动兴奋剂）叫"嗑药"。可见，药品与毒品从来就是一枚硬币的两面。

药物一旦被滥用，就变成了祸害人类的毒品。毒品的危害是能使人成瘾，但这里说的成瘾和我们日常生活中的成瘾可不是一码事，譬如媒体时常报道与购物、跑步、看电视、手游以及赌博等有关的成瘾行为。这些社会习惯造成的各式各样的强迫行为虽然与吸毒这种强迫行为之间存在某些共同点，但是与药物或毒品的成瘾有着本质的区别。

为了分清这两种性质不同的行为，药理学将与之相关的成瘾性称为生理依赖性。药物或毒品的成瘾是指个体对药物或毒品产生了生理上的依赖，停药后会产生身体和精神上的戒断症状，比如乏力、焦虑、恶心、呕吐、肌肉震颤，严重的还发生神志模糊。连续应用一些作用于中枢神经系统的药物后也可致精神依赖性，如长期服用安眠药的患者突然停药而出现的"反跳现象"是失眠用药治疗中一个令人困扰的问题。而长期的阿片滥用不仅会导致生理性和精神性依赖，也会造成神经系统损伤。阿片类药物应用导致的阿片依赖性不仅是一个医学问题，更是一个日趋严重的社会问题。

从某种意义上说，药物滥用与成瘾是一个恶性循环。滥用造成成瘾，而成瘾进一步促进滥用，以致药物变为毒品。滥用和成瘾属于行为综合征，这种行为综合征贯穿着药物成瘾形成的整个过程，从少量用药到过量用药，直至成瘾性用药和寻觅毒品。药物或毒品成瘾本身是一种生物学现象，许多因素同时作用于某个特定的个体，就可能使其成为一个药物滥用者和成瘾者，这些因素大致可以分为三类，即制剂、环境和个体。

第一个因素是制剂。几千年来南美安第斯山脉的原住民有种嗜好，就是咀嚼古柯叶。古柯叶含有古柯碱，有轻微的兴奋作用，能愉悦情绪。调查人员发现，尽管几千年来这些原住民一直沿用此种方法使用古柯碱，但几乎没有形成药物滥用和依赖性。这是为什么呢？研究证明，古柯叶中可卡因生物碱含量低，咀嚼后是通过口腔黏膜吸收[1]进入血液和大脑，可卡因达峰缓慢，血药浓度较低，中枢兴奋作用较轻，药物的强化作用较弱。因此，不容易形成依赖性。但之后，人类科学技术的发展导致情况发生了变化。

19世纪后期，科学家从古柯叶中分离出盐酸可卡因，从此可以通过口服或者鼻黏膜吸收高剂量的可卡因，使血液中可卡因浓度迅速升高并起效。随后又发现盐酸可卡因可由静脉给药，血药浓度升高和起效的速度都达到了极限水平。20世纪80年代，科学家又发明了"快

---

[1] 黏膜吸收：小分子药物可透过口腔黏膜渗透到微血管，直接进入大循环，可避免肝脏、胃肠道和消化酶对药物的破坏，增强疗效。通过黏膜吸收的剂型有药效迅速、使用方便的特点。例如硝酸甘油含片就是通过口腔舌下黏膜吸收发挥作用的。

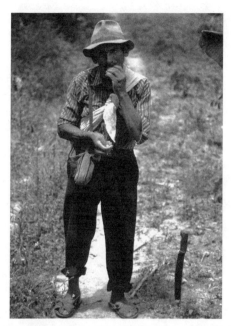

南美印第安人咀嚼古柯叶（图片来源：图虫创意）

克"，其全名为"可卡因快克"，纯度达 70%~90%，加热时会发出特殊的噼啪响声（这也是其名字的由来）。"快克"可以像海洛因或冰毒一样，加热后气化，由于肺部具有较大的吸收面积，吸入的"快克"气体直接进入肺循环，经左心室进入脑循环而不会被体循环稀释。这种吸食方法在电视剧或电影中比较多见，也很方便，抽吸"快克"后 10 秒钟内即可产生"冲头"的快感，"上冲"的感觉较其他方式来得更快、更强烈。然而这种体验的持续时间较短，毒品的作用稍有减弱时，滥用者就必须立即再次抽吸，以消除毒品作用减弱带来的极度不适。因此，"快克"的滥用方式常常是"狂吸"，即 24 小时持续不断地抽吸，直至财力、体力耗完为止。

从咀嚼古柯叶到口服、鼻吸、静脉注射可卡因，一直到"快克"出现，可卡因制剂的每一次更新均提高了起效速度，增加了血药浓度，与此同时，使用越来越方便，可卡因的成瘾性也随之增强。"快克"出现后，美国人消耗可卡因的数量急剧增加，千千万万的年轻人沦为"瘾君子"，一些人由吸毒进一步走上贩毒的道路，造成了极大的社会危害。制剂形式的变化极大地促进了毒品的泛滥。

第二个因素是环境。俗话说"近朱者赤，近墨者黑"，个体滥用药物更多的是受社会形态和同伴压力的影响。尤其是青少年最初使用违法药品或毒品，可以被看作对某种权威的反叛。在某些社区里，青少年会把滥用药物者和贩卖者当成偶像来崇拜和效仿。另外，有的社区缺少其他的娱乐和消遣活动，教育水平较低，就业机会较少，这些环境因素是促发违法药品或毒品使用的温床。因此，社会文化环境是造成药物（毒品）滥用的重要原因之一。

第三个因素是个体，药物的作用常常因人而异。如果按体重给药，即使给予相同剂量的药物，不同个体的血药浓度也存在很大的不同，这就是个体差异。研究表明，易于产生愉悦感即欣快感的药物，更可能导致药物的反复使用，这就是所谓的强化作用。强化作用指有助于某种物质被反复使用的事件，药物的强化作用越强，滥用发生的可能性越大。药物快速起效并进入大脑，从而异化药物的滥用。可卡因滥用过程的演变表明药物滥用受给药途径和方式的影响。

人类基因呈现多态性，影响药物的吸收、代谢、排泄以及受体的反应，从而影响不同个体对药物产生的欣快程度和强化作用。比如嗜酒者的后代极有可能嗜酒，即使出生后就被寄养在不嗜酒的家庭中。

酒是唯一一种有成瘾性的食品或饮料。酒中的乙醇要靠体内两种酶代谢。乙醇脱氢酶使乙醇代谢为乙醛，乙醛再通过乙醛脱氢酶被进一步代谢为二氧化碳和水。两种酶多的个体就能更快地代谢乙醇，"酒量"就大。酒精代谢上的差异，决定了"酒量"大小，而"酒量"大小，一定程度上影响酒精在人群中的滥用。不过研究也表明，遗传因素只能增加酒瘾的可能性，而不能百分之百起决定作用。

竞技体育的不公——运动兴奋剂

药物滥用的另一个领域是运动兴奋剂。普通人对运动兴奋剂有一个认识上的误区，以为兴奋剂都是能使神经兴奋或者促进骨骼肌肉生长的药物，其实不是的。兴奋剂原指"供赛马使用的一种鸦片麻醉混合剂"。后来运动员为提高成绩最早使用的药物大多属于刺激剂类。所以尽管后来被禁用的其他类型的药物并不都具有兴奋性（如利尿剂），有的甚至还具有抑制性（如 β-阻断剂），国际上对禁用药物仍习惯沿用兴奋剂的称谓。因此，如今所说的兴奋剂不再是单指那些起兴奋作用的药物，而是对禁用药物的统称。国际奥委会规定：运动员应用任何形式的药物以提高竞赛能力的即为使用兴奋剂。

运动兴奋剂有多种类型，能够通过不同药理作用改善身体功能，提高运动成绩。比如中枢兴奋剂苯丙胺类，能提高运动员的警觉性、主动性、使其集中注意力，增强信心的同时获得欣快感，降低疲劳感。类固醇与蛋白同化激素能促进蛋白质合成，调节脂肪分布和比例，促进骨骼肌发育和红细胞生成。这两类是目前使用范围最广、使用频度最高的兴奋剂，也是药检的重要对象。利尿剂能迅速减轻体重，促进体内兴奋剂的排出，促红细胞生成素能增加训练耐力和训练负荷，支气管扩张剂能增强呼吸功能等。这些药物能从不同方面提高运动成绩，所以都属于运动兴奋剂。

兴奋剂对运动员的身体和心理健康造成直接危害，其中许多危害会在数年或数十年之后才会表现出来。比如长期使用麻醉剂导致药物成瘾；长期使用合成类固醇类药物会使人暴躁易怒、身体虚弱；使用生长激素会导致肢体和器官的变态生长；使用促红细胞生成素会使人由于心脏痉挛而死亡；使用激素类药物会导致内分泌失调，甚至引发癌症等。更重要的是，兴奋剂造成不公平竞争，有违奥林匹克精神。所以可以说，兴奋剂是体育运动领域的生理和精神毒药！

药物（毒品）滥用和使用运动兴奋剂的根本原因是人性的贪婪与制度的缺失。没有完美的人性，当然也没有完美的制度，药物滥用是人性与制度博弈的结果：当制度出现漏洞，人性就会显示出邪恶的一面。

危险梦境——致幻剂

除了麻醉性毒品和运动兴奋剂，还有一类普通人了解不多的神秘药物，那就是致幻剂①。不过早在致幻剂出现之前，人类就已经认识致

---

① 致幻剂：又称"拟精神病药物"，是指影响人中枢神经系统，可引起感觉和情绪的变化，以致对时间和空间产生错觉、幻觉，直至导致自我歪曲、妄想和思维分裂行为的一类精神药品。世界各国均对其严加管制。

幻植物了。远古时代，人类在采集植物的过程中，发现服用某些植物后能产生迷幻的感觉，比如迷幻蘑菇、鼠尾草、大麻、曼陀罗等。服用者可以体验到前所未有的幻觉，包括强烈的幻听和幻视，还会出现情绪的波动。服用者对周围环境产生隔离的感觉，似乎进入了梦境。19 世纪以后，随着化学制药工业的发展，人工合成的致幻剂出现了。让我们先从一部电影说起。

20 世纪 80 年代，中国上演了一部日本电影《追捕》，那时国人的精神世界比较贫乏，高仓健和中野良子主演的这部电影给中国观众带来了新鲜感和快乐。影片中出现了一种充满魔力的药，就是 "AX" 致幻剂。影片中东南制药厂总经理长岗了介非法生产 "AX" 致幻剂，并诱骗了解内情的朝仓议员服用 "AX" 致幻剂后驱使其跳楼自杀。男主角检察官杜丘在调查这个案子时发现蛛丝马迹，为阻止杜丘调查，长岗了介收买横路敬二诬陷杜丘，接着这帮混蛋为了灭口，又给横路敬二吃了 "AX" 致幻剂，导致其精神失常。很可能就是从这部电影开始，一部分国人才知道了致幻剂的作用，也对致幻剂产生了一种莫名的恐惧。

致幻剂的主要作用是改变使用者的意识状态，生理上的不良反应并不大。与吗啡、可卡因等物质不同，致幻剂不使人产生依赖性或者成瘾，也不具有强化效应，停用后并无渴求现象。但这并不意味着致幻剂的社会危害性就小。20 世纪中叶，随着科学界对致幻剂医疗用途的探索，特定人群中开始以娱乐为目的使用致幻剂，尤其是 20 世纪 50 年代西方社会嬉皮士运动的兴起，推动了以麦角酸二乙酰胺为代表的致幻剂的滥用。到了 20 世纪 60 年代初，麦角酸二乙酰胺的滥用波及了西方社会的各个阶层，在教会中也开始流行，一些教徒随意服用麦角酸二乙酰胺，希望体验宗教的神秘感。虽然政府宣布麦角酸二乙酰胺等致幻剂为非法物并禁止使用，但到了20世纪90年代，美国致幻剂的滥用又开始加剧。

到1993年为止，美国约有11.8%的大学生使用过致幻剂。在没有医学监督的环境中随意使用致幻剂会产生致命后果。服用致幻剂后，人可能丧失正常的判断力，觉得自己能力超常，从而做出一些异常举动，这会造成严重后果。比如有人用药后，相信自己不怕冷而在冰柜中被冻死；有人长时间盯着太阳而导致视网膜出现不可逆损害等。如果在不知情的情况下被施用致幻剂，精神反应的危险则会更大。据说，瑞士苏黎世大学精神病诊所的一位医生，由于没有意识到致幻剂的危险，故意搞恶作剧，暗中把致幻剂加进一位年轻医生的咖啡中，结果这位年轻医生想要在零下20摄氏度时横渡苏黎世湖，人们不得不强行阻止了他。

上面说的是致幻剂的危害，但科学家们一直在研究致幻剂对疾病和健康的积极影响。1938年，瑞士化学家阿尔伯特·霍夫曼首次合成麦角酸二乙酰胺，10年后，美国研究者开始测试它的临床应用，相关研究进行了几十年。但20世纪60年代中期，由于麦角酸二乙酰胺被大量滥用于取乐消遣，西方多国宣布麦角酸二乙酰胺非法，禁令近乎终结了对麦角酸二乙酰胺的科学研究。2014年，罗宾·卡特-哈里斯首次在英国将麦角酸二乙酰胺用于科研。不过此类研究还是相对较少，研究的疾病限于酒瘾、强迫症、儿童自闭症等，因为科学家很难被许可使用管制药物。因为麦角酸二乙酰胺在人体能够引起精神病样症状，科学家将大鼠的麦角酸二乙酰胺辨别作为一个筛选抗精神病药物的动物模型，认为能够拮抗麦角酸二乙酰胺辨别刺激的药物可能具有抗精神病的潜力。这一假设以及随后多年的研究使得数种临床药物出现，最著名的当数非典型抗精神病药物利培酮。还有一些涉及癌症晚期患者的研究发现，麦角酸二乙酰胺能够减少患者镇痛药的用量，使患者对死亡的恐惧明显减小，从而在平静中死去。

不过即便如此，目前来看，致幻剂还没有表现出明显的临床价值。但药理学家和生理学家可以通过致幻剂研究进一步了解人类的认知功能、意识和知觉的生物学基础等重大基础课题，这有利于人类了解自身，使人类探索多种治疗神经精神疾病的新方法。在这些方面，致幻剂因其独特的药理学作用，可能会是一种重要的工具。通过科学的实验设计和严格的临床监督，开展有关致幻剂精神药理学的临床试验，可能是未来神经精神药理学领域的一座科学高峰。

机体反应的钝化——药物耐受

前面说了滥用和成瘾，接下来讲耐受。药物的耐受性完全不同于成瘾。耐受是指药物效应逐步降低，甚至不断增加剂量也难以获得疗效的一种现象。它的实质是药物受体或靶器官的"钝化"，随着持续用药和剂量不断增加，受体或靶器官的反应性逐渐下降，长期使用药物后耐受性一般可以预见。

耐受性按其性质有先天性和后天获得性之分。先天性是指患者在首次用药时出现耐受性，这种耐受性一般可以长期存在。比如有些人天生酒量很大，这种人体内的乙醇脱氢酶和乙醛脱氢酶的活性就比其他人要高，酒精代谢就快，因此对酒精耐受。而后天获得性是指连续多次服用某些药物（如苯二氮䓬类[①]、硝酸甘油等）后，可使机体对其产生耐受性，要获得同样的疗效就必须加大服药剂量。

　　酒精也可出现后天获得性耐受。记得我第一次喝酒只喝了一小勺橘子果酒，结果面红耳赤像个关公，整整沉睡了一夜，第二天才缓过劲儿来。以后随着喝酒次数增多，酒量也就见长了。类似的经历很多人都有，这就是俗话说的"酒量是可以培养的"。

　　耐受性发生机制可因药物性质的不同而不同。例如，苯巴比妥有药酶诱导作用[②]，长期应用可致体内药酶活性增强，促使自身加速代谢，因此需逐渐加大用量才能维持疗效。再如，连续使用吗啡，使体内吗啡样物质脑啡肽[③]的产生受到抑制，因此需要应用更多吗啡，以补充脑啡肽的不足。

　　正是因为药物耐受和成瘾有一些类似的临床表现，许多医生在判断上可能产生失误。例如，一些医生对晚期癌痛患者进行镇痛治疗，看到患者用药剂量不断增加，就认为是药物成瘾。然而，处方药误用

---

① 苯二氮䓬类药物：即一类具有苯并芘二氮䓬化学结构的药物，为脑内苯二氮䓬受体激动剂，可引起中枢神经系统的抑制作用。苯二氮䓬类药物有镇静、催眠、抗焦虑和抗惊厥作用。主要药物有地西泮、氟西泮、奥沙西泮、三唑仑和艾司唑仑等。

② 药酶诱导作用：肝脏中存在一些药物代谢酶，而有些药物能增强这些酶的活性，称为"药酶诱导作用"。有这种作用的药物称"药酶诱导剂"。如苯巴比妥（镇静、抗癫痫药）为肝药酶诱导剂，当合并应用双香豆素（抗凝血药）时，肝药酶活性增强，加速了对双香豆素的代谢，从而使双香豆素作用减弱。

③ 脑啡肽：是中枢神经系统中的类吗啡性神经递质，存在于脑和脊髓灰质中。它在脊髓的主要功能是调节疼痛的感觉，在脑部的功能不明，但也能镇静和提高痛阈。

导致的药物成瘾的个案非常少见。在疼痛、焦虑甚至高血压的治疗中，即使正确使用处方药，常常也会出现药物耐受和躯体依赖，但是医疗环境下的药物耐受和躯体依赖并不等同于社会上的药物滥用和成瘾。在慢性疼痛的治疗中，出现耐受现象或者突然停用镇痛剂之后，可能会出现戒断症状，但如果因此让患者得不到足够剂量的阿片类药物，这是不合理的。

药物"致病"——药源性疾病

咱们说说药源性疾病。先说两个案例。

第一个案例。L女士患尿路感染，上午去某医院泌尿科就诊，医生处方是"加替沙星片"和"克拉霉素分散片"。回家后患者按医嘱早、中、晚3次服药，开始感觉到头晕、胸闷、浑身没有力气，但没有予以重视。当晚10点多，患者突然感到烦躁不安，后独自一人起床……直到第二天中午11点，家属才发现患者躺在地上，没有知觉，割断的手指和刀都放在身边的桶里。事后经分析，L女士曾有精神病史，而服用的药物加替沙星和克拉霉素都有头痛、眩晕、感觉或思维异常、烦躁不安和抑郁等不良反应。显然，L女士服药后出现精神病复发从而发生严重的自残行为。

第二个案例。近年来，随着人民生活水平的提高，高蛋白食物越来越丰富，痛风的患病率呈逐年上升趋势，特别是在经济发达的城市和沿海地区。前一段时间，我一位同事的朋友突然因为肝肾功能衰竭去世。究其原因，很可能是因患痛风长期服用抗痛风药苯溴马隆导致。痛风和血中尿酸过高密切相关，而苯溴马隆是一种有效的排尿酸药物。不过，自21世纪初国际上也报道了该药严重的肝毒性后，该药就从其"出生地"法国撤市了，随后除德国外多个欧洲国家也将苯溴马隆撤市，美国食品药监督管理局则始终拒绝批准此药上市。我国虽然在2000年批准了该品种，但国家药品监督管理局于2014年发布了苯溴马隆肝损害的风险警示。尽管如此，由于苯溴马隆排尿酸效果显著，加之痛风领域治疗药物选择性小，该药仍然是我国目前使用最多的降尿酸药物。苯溴马隆引起的肝肾损害多为迟发性，用药时间越长，肝损害程度越严重，预后越差，导致慢性药源性疾病，需要严加防范。

上面两个例子都是典型的药源性疾病。前者属于急性发作和个例，后者是长期用药导致的慢性药源性疾病。药源性疾病是药物不良反应导致的结果，一般可分为两大类。第一类是由药物不良反应、药物相互作用、剂量过大或用药错误导致的，这一类疾病一般可以预防，其危险性较低。第二类为过敏反应或特异性反应。这类药源性疾病较难预防，其发生率较低，但危害性很大，常可导致患者死亡。

随着新药的不断上市和药物的广泛使用，药源性疾病的发生有不断增加的趋势，其危害性绝不容小觑。我们应该理解，药物不单是治疗疾病的重要手段，也可能是一种致病的因素。如果对药源性疾病认识不足，对药物使用不加以科学管理，药物将给人类带来严重危害。

小结

1 药品与毒品从来就是一枚硬币的两面。制剂技术的进步推动了毒品的泛滥，这是科技进步给人类带来危害的又一个活生生的案例。

2 任何能提高运动员竞赛能力的药物都是运动兴奋剂。使用运动兴奋剂是非道德的，更有害于运动员的身心健康。

3 没有完美的人性，当然也没有完美的制度，药物滥用是人性与制度博弈后获胜的结果：当制度出现漏洞，人性就会显示出邪恶的一面。

4 药物不单是疾病治疗最重要的工具和手段，也可能成为一种致病的因素。如果对其致病原理认识不足，它也能成为社会的毒素，给人类带来严重危害。

药之"殇"，人之"伤"；
合理用药，趋利避害！

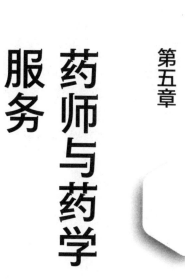

第五章

药师与药学服务

当你不了解团队成员的时候，你或许不知道他们的价值所在，可能他们自己也搞不清自己的位置。就像《阿甘正传》里那个憨态可掬的"阿甘"，年轻时只知道一个劲儿地"跑，跑"，成年后为社会做了那么多好事却不知道自己是谁、自己都干了些什么，而人们似乎也迟迟不了解他的价值。

药师有点儿像那个"阿甘"，也是这章要讨论的那个他（她）。下面就让我们看看他（她）是谁，他（她）能给你带来些什么。

回归与转型：药师的社会价值

　　说起药师，多少有些尴尬。目前全国有 100 多万名执业药师，医院药师有将近 50 万。可是走进药店，你分不清谁是药师，谁是店员；走进医院，你听得见叫"医生""大夫""护士"的，可就算是在药房门口，你也听不见谁喊一句药师。这节就讲讲药师职业的历史和未来发展。

"药师佛"与现代社会中的药师

　　记得我第一次去山西五台山，刚走进大雄宝殿，就听有人说："咱们拜拜药师佛吧！"药师和佛怎么会联系在一起？这几个字真的让我吃了一惊！几个同伴也是面面相觑，一脸茫然。后来我才知道，自从人类有了宗教信仰，并知道药物祛病除灾的作用和效果，"药师佛"就应运而生了。药师佛是大乘佛教中三大佛之一，与释迦牟尼佛、阿弥陀佛并排而坐，成为三尊。药师佛曾发著名的十二大宏愿，佛像手中所持的就是药器，他希望人间没有疾病和伤痛，用药来消除一切魔障灾孽，使生活在佛教世界的人都幸福美满。中国古代很多地方还建有药王庙，除了药师佛，庙内还供奉着神农、扁鹊、孙思邈等"药王"。原来，人们信仰药师佛，祭拜药王，是希望药师佛和药王能够庇护自己，是对健康的渴求，对生命的珍惜！

不过，与药师佛在宗教领域的崇高地位相比，现代社会中药师的地位却远不是那么"高大上"。

21 世纪初，为了改善医院门诊药房的服务质量，默沙东公司委托香港艾力彼医院管理研究中心做了一个有关医院门诊药房服务的调查。调研人员本着"用第三只眼看世界"的视角在门诊药房附近观察患者与咨询药师的互动（那时我们在门诊药房设立咨询药师的时间还不长）。实录如下。

- 患者对药师的称呼：
  - 医生、护士、小姐、大姐、小姑娘、小伙子（唯独没人叫"药师"）
- 现场访谈：
  - 艾力彼调查员："您知道她（指咨询药师）是做什么的吗？"
  - 患者："不知道。"
  - 艾力彼调查员："那您怎么过来了？"
  - 患者："我找医生，医生让我过来找她们的。"
- 患者与药师的对话：
  - 患者："这药瓶上的红线是干吗的？"
  - 药师："我也不知道这是干吗的。"

— 患者："你不是负责咨询的吗？"

— 药师："……"

　　艾力彼的调查实录客观真实地反映了公众和患者对药师的认知。公众接触到的药师大多"躲在"药房的大玻璃窗或者小窗口后面，他们所做的工作就是按照医生的处方调配和发放药品。至于药师所做的其他工作和药师承担的责任以及支撑他们职业的知识体系，公众是完全不了解的。近一二十年来，这种状况有了一些改善，但基本情况还是如此。

　　那么，造成药师不被社会认知的深层次原因究竟是什么？我的结论：100多年以前，无论是在学科领域还是在执业范围上，医生和药师是不分的，医生就是药师，药师也是医生。而造成医生和药师不分的最重要原因是人类可使用的药物十分有限，药物治疗的知识很容易掌握。

药师职业的尴尬处境：药品匮乏，医药不分

　　要弄清楚这个问题恐怕还是要从医学与药学两个学科的发源与发展说起。我在第一章里说过，医学和药学伴随人类诞生而出现，他们就像一对"孪生兄妹"。medicine一词，既可译成"医学"，也可译作"药物"。在远古时代和人类发明文字以后的很长一段时间内，人类的医药学知识十分有限，真正意义上的医药学还没有诞生。在那个时候，看病主要是靠占卜师、巫师、祭司等。而真正有效的药物，还非常少。

直到公元前三四世纪，人类在医药学领域才有了长足的进步。西方的希波克拉底、克劳迪亚斯·盖仑和中国的张仲景都是古代著名的医药学家。他们对人类疾病有了初步的认知，建立了自己的理论体系。比如希波克拉底建立了四体液学说，盖仑的血液运动理论和四种气质学说，而张仲景在其传世巨著《伤寒杂病论》中确立的辨证论治原则，是中医的灵魂所在。但那时的医生和药师仍然是不分的，很多医生除了看病，也负责制作药物和调配处方。但是药学是怎样发展成一门独立的学科的？现代药学又是如何发展起来的呢？

西方在跨过了漫长的中世纪之后，以意大利文艺复兴为起点，随着现代科学技术的发展，医学科学进展非常迅速。可以说，到19世纪中叶，医学理论已经突破许多障碍，解剖学、微生物学和血液学说等达到了相当高的水平。然而，一直到19世纪后半叶，临床医学和药学仍然严重滞后。当时在西方，医生只通过出汗、放血、通便等落后的办法来治疗病患，基本上没有化学合成药物可用，而传统药物包括植物药、矿物药和动物药也远远没有中药那么丰富。所以那时真正有效的药物不多，而且大都是对症的，如罂粟碱镇痛、洋地黄缓解心力衰竭等。针对病因的药极少，如奎宁最初作为退热药使用，后来用来杀灭疟原虫。

直到1864年、1869年、1888年，化学家才先后合成了巴比妥酸、水合氯醛和索佛那三种用于催眠、镇静的药物。所以那个时候医生看病仍然不是靠药物，除了靠神灵和巫术，就是靠安慰（心理暗示等）。美国医生特鲁多的墓志铭真实地反映了这种状况，他的职业精神和职业道德至今仍为医学界所推崇。特鲁多的墓志铭是：有时去治愈，常常去帮助，总是去安慰。

由于医生和药师不分，那时的医生就可以靠卖药赚钱。例如在19世纪末和20世纪初，默克、辉瑞或者是马林克劳特这些化学合成药物公司常常把原料出售给处方药制造商，然后处方药制造商又通过分销商将这些原材料卖给药店和医生，医生（也是药师）再按照固定的配方，将这些粉剂或者晶状物制成最终可服用的药品。那时医生的相当大一部分收入来自制药和分销。

所以你看，直到100多年前，人类一直处于药物匮乏状态，医生就是药师，药师也是医生。没有药（实际上是药物品种很有限）就没有用药的知识，没有知识就没有独立的学科和职业的划分。医生和药师不分，是药师的职业地位和职业价值无法体现的第一大原因。

这种状况伴随工业革命和现代科技的发展发生了改变，化学工业的出现让医和药逐渐分开。但分开后的药学是以药物为导向（不是以人为导向），主要以化学、生物学、医学和工程技术等自然科学为基础，以研究和生产药物为目标的药学。那时，可供临床使用的药物种类不多，每年上市的新药也很有限。即使到了20世纪70年代，我国大型医疗机构使用的化学药物也就二三百种，各科医生常用的药物也就二三十种，医生完全可以应对临床药物使用领域的问题。药师在医疗机构的工作主要是调配处方和管理药物，对药物与人体、药物与药物作用的研究也不深入，很少介入临床参与患者的药物治疗。在这种情况下，真正以人为导向、以研究药物的供给与合理使用为目标的药学不可能得到真正的发展，药师的作用被大大低估甚至忽视。这是药师的价值不被社会认知的第二个重要原因。

临床药学和临床药师的出现始于美国。第二次世界大战后的二三十年间，美国的新药研发出现了爆炸性的成果，上市新药数不胜数。这么多种药物迅速在临床得以应用，由于择药不当、使用不妥，很多病人花了大笔医药费，疗效却不佳，也有很多病人用药后出现伤残或死亡等药物不良反应。这时，医疗界和全社会不约而同地，希望有一批既掌握丰富的药学知识又有一些临床医学基础的人才，能协助医师正确选择药物品种、制订给药方案、监控药物疗效，以保证病人用药的安全和效用。

1962 年，在肯塔基大学医疗中心创建的药物情报中心，引起了专业人员的高度认可，认为药师是应用药学文献来解决病人用药问题的专家。这是药学发展史上重要的里程碑。20 世纪 60 年代，美国加州大学旧金山分校首先建立了临床药学这门学科。由于临床药师们工作成绩出色，得到了大家认可，临床药学从此逐渐发展起来。

药师的职业转型

随着临床药学这门学科的建立，新药研发的推动，两门重要的新型学科也迅速发展起来，这就是生物药剂学和药物动力学。20 世纪 60 年代初，在大量的临床实践中，人们逐渐开始认识到剂型和生物因素对药效的影响，而一些早期学者对人体与剂型相互作用的认识渐渐变得深入和系统，终于形成了生物药剂学这门学科。从 20 世纪初就有学者不断探索用数学分析手段来处理药物在体内的动态过程，经过几十年的发展，1972 年在美国马里兰州国立卫生研究院召开的药理学与药物动力学国际会议，正式确认药物动力学为一门独立学科。这两门学科的建立和发展对医院药学和临床药学产生了重要影响。

到了 20 世纪 80 年代，药物治疗学和药物经济学也建立了学科基础。这两门以人为导向的药学学科与生物药剂学和药物动力学就像四根坚实的支柱，支撑起医院药学和临床药学这座崭新的大厦。而由于知识爆炸，医学学科也越分越细，临床医生只关注自己的"一亩三分地"，他们中大多数人在药物治疗领域没有理论基础，也没有给予足够的关注。尤其 21 世纪以来新药上市速度明显加快，很多医生来不及更新药物学和药物治疗学知识，就更加需要药师的参与和帮助。

美国和澳大利亚等发达国家的临床药学工作经过近半个多世纪的发展，从药学教育到临床药学服务已经形成了较为完整的体系，受到临床医生、护士和患者的欢迎，临床药学工作和临床药师职业也得到社会的普遍认可。我国提出临床药学的概念已经有 40 余年的时间。从 20 世纪末开始，由于国家经济、社会的发展和公众健康意识的增强，安全用药、合理用药问题前所未有地受到国家和全社会的关注。药师的作用逐渐被社会认知，药师的地位也逐渐得以提高。

药师职业的回归与价值

我当初是怎样转型做临床药师的呢？ 20 世纪 80 年代末，我在华西医科大学进修了一年，学习临床药学，回到医院后很想做点事。当时医院只有两个内科病房——内科一病房和内科二病房，我在住院部药房工作，就在两个病房的旁边。跟这些医生护士混熟了，他们答应让我每周去参加一次他们的晨会。就这样，我每周轮换着去一次病房，给医生介绍一些新药信息，听听临床对药房工作的意见，也就药房对临床的一些要求和建议与医生护士交流。

有一次，我在内科一病房开完晨会，×大夫跟我说，有些哮喘患者用药后白天晚上都好好的，可就是天亮前喘，不知怎么回事。我想这可能跟血药浓度有关系，就去查这些患者的病历，又找了些茶碱（医生给患者控制哮喘的药）的药物动力学资料来看。果然，茶碱的治疗窗很窄，10~20微克每毫升是最适合的血药浓度范围，高了容易发生心动过速、心律失常甚至惊厥等不良反应，低了达不到治疗效果。医嘱是一次0.1克，每日给三次药。护士给药时却按照护理常规，在早上6点、中午11：30、下午5：30给三次药，不是均匀间隔8小时，并且从下午给药到第二天早上给药的时间足足间隔了12.5个小时。这样到了第二天凌晨，血药浓度是低谷，很可能达不到治疗效果，哮喘就控制不住了。同时，我从检验科借用了一台紫外分光光度计监测几位患者的血药浓度，结果证实了我的判断。

我把分析和监测结果告诉×大夫，他很认同。我就建议护士长调整茶碱的给药时间（非常困难）。接下来，我又发现，监测血药浓度要给患者抽血，患者多少有些不情愿，而如果要做血药浓度曲线，每天就要多次抽血，这就就更困难了。我从其他文献上看到用唾液浓度代替血液浓度进行药物治疗监测的报道，那能不能用唾液浓度代替血液浓度做茶碱监测呢？这样，我在科主任的支持下，带着两个专题实习的本科生开展了我的第一个临床药学研究——"唾液浓度代替血清浓度进行茶碱治疗监测可行性的研究"。研究进行得还算顺利，成果发表在 1987 年第 4 期《中国医院药学杂志》上。

　　后来，我又根据干部病房医生反映的潘生丁（双嘧达莫片）疗效差异的问题，对国产及德国进口 5 厂家、10 批号的潘生丁糖衣片按美国药典 XXI 版的方法进行了溶出度实验考察。结果各厂家、各批号的样品之间具有显著差异，这间接说明了不同厂家潘生丁片生物利用度的差异。我把研究结果告诉药库采购药师，从此以后我院就只采购 × × 药厂的产品，保证了患者的药物治疗效果（相当于早期的仿制药一致性评价）。这两个早期研究都来自临床，帮助临床解决了一些药物治疗方面的问题。

　　就这样，我在这些临床药学实践和研究中慢慢进步，从一个普通调剂药师转型成为临床药师。在这个成长和转型的过程中，我这个药师的价值除了体现在调配出院处方、管理药品、保障临床药品供应这些传统的服务模式上，临床医生渐渐发现我还能帮助他们解决药物治疗中的困惑，知识价值在我的工作中的比重逐渐提高。

　　当然，药师的作用和价值还远不止这些。在医疗机构工作的药师除了要承担药品的制剂和处方调配的工作外，临床药师还要与医师和护士一起查房，向医师提出药物治疗建议或共同制订给药方案，向患者宣传用药知识，增强患者的用药依从性，监测患者用药后的血药浓度，预防不良反应发生，提高药物治疗效果，为患者提供直接的药学服务。

　　在药店工作的药师，要让病人了解处方药的正确使用方法，比如给药途径、剂型、剂量和给药时间，特殊药品的保存方法，用药期间的注意事项等。必要时，还要回答患者的咨询，如一般的副作用及其预防方法，药物与药物、药物与食物之间的相互作用或其他潜在禁忌证，当服药剂量发生错误时所应采取的补救方法等。药店的药师还要指导患者正确选择和使用非处方药。

而从国际上来看，世界卫生组织和国际药学联合会一直非常关注用药安全和药师的作用，提出了"药学服务"的理念，认为药师已不再只是药品的供应和调剂者，无论在医院药房还是社会药房，药师都是医疗卫生保健队伍中的一员。20 世纪 80 年代末期，欧洲药师协会在其关于药学服务的共识中就指出，"药师应该从调剂柜台后面走出来，着手开展面向公众的药学服务而不仅仅是调配药品。单纯调配药品是没有前途的，因为调配工作将逐步被网络、机器或受过良好培训的技术员替代。事实上，药师接受过良好的专业训练，是专业的健康服务者；他们应承担更多的责任，可以为公众提供更好的服务"。21 世纪初，世界卫生组织也指出，"药师应该用自己的专业知识承担起为患者和公众服务的责任，而不是充当药品调配员的角色"。

在这样的大背景下，药学服务在原有基础上扩展为以患者为中心，旨在推进合理用药，提高公众的健康水平和生活质量，降低国家卫生资源消耗的全方位药学服务和药事管理。在过去 40 年中，药师的角色已经逐步从药品调配者和发药者转变为"药物治疗管理者"，未来的药师应该成为"药物治疗师""用药咨询师"，真正成为指导患者合理使用药物的专家和顾问。

中国药学会医院药学专业委员会名誉主委李大魁教授指出：调剂乃药师执业之本。如今，随着医院药学特别是临床药学的发展，药师的调剂业务已越来越多地引入人文和管理的理念，药师的调剂工作不断发展，业务领域不断扩大，其地位和重要性正被重新认识和定位。

药师关注的对象已从"物"上升到"人"，而自动化及信息技术的发展更为药房调剂业务插上了翅膀，使药师逐渐从简单的手工调剂工作中解放出来，使其工作的内涵更多地体现在推进合理用药和面向社会拓展药学服务上，体现在药师的智力活动中。

药师的社会价值还体现在医保控费方面。有位医保官员曾说，"药师是医保的天然同盟军"。药师从药品遴选、药物评价、合理用药三方面出发，将具有最佳效益比的药品推荐给医生，可以提高药品的使用效益，减少医保药品支出。美国的药品福利（效益）管理建立了一种机制，在医保控费方面发挥了重要作用。截至 2014 年，美国 70% 的地区、45% 的人口的用药需要通过药品福利管理系统[①]来完成。而这一切，几乎都属于药师工作的范畴。

药学服务模式的实践和探索

不过，药师要在医疗活动中发挥更大的作用，得到社会更广泛的认可，还有很长的路要走。目前仍处于传统药学服务向临床药学服务过渡的时期。广大药师对药学服务的模式进行了不断的实践和探讨，获得了一些经验，也提出了药学服务模式转型中存在的一些问题。归结起来，大致有以下几点。

---

① 药品福利管理系统：于 20 世纪 60 年代末出现在美国，是介于保险机构、制药商、医院和社会药房之间的管理协调组织。通过与药品企业、医疗服务机构、保险公司签订合同，以求在不降低医疗质量的前提下，影响医生和药师的处方行为，达到控制药品费用增长的目的。

　　首先，在传统"以药养医"的格局下，医生与医院的利益和药品收入呈正相关，这使得药师的合理用药建议得不到重视，传统"重医轻药"的观念也使患者忽略了药师的作用。虽然在深化医疗改革的过程中，国家的一系列政策弱化了"以药养医"的畸形模式，但还未根本扭转这一模式。

　　其次，药学教育体制和课程设置重化学轻临床，使得药师的知识结构不合理，缺乏临床知识和经验使得很多药师无法适应药学服务的工作。药学教育长时间以来注重化学知识，以培养研究型人才为主，忽视药学服务人才的培养，严重脱离临床实践。人才缺乏和素质不高仍然是制约药学服务和药师作用发挥的重要因素。

　　美国近年来进行了许多大规模的临床药学服务实证研究，结果有力地证明了药师通过临床药学服务能够有效地减少用药错误，降低药品不良反应，提高患者的生命质量，同时节约医保资源。这使得全社会都认识到药师服务的重要性和药师的社会价值。社会的认可一方面极大地提高了药师的职业自豪感，另一方面给予了药学服务广泛的支持，进一步促进了药师工作的转型，从而形成一种良性的循环。而我国目前缺乏相应的实证研究，药学服务的必要性及其给医疗工作和社会带来的价值得不到充分证明。这也是药学服务没有得到应有的重视的原因之一。

　　最后，药师的社会地位和药学服务缺乏相应的法律保障。虽然多年前制定"药师法"的建议就被提出，但距离出台还有很长一段距离。没有相应的国家法律法规来确定药师的地位，导致药师参与临床药物治疗工作的介入途径模糊，所应承担的义务、享有的权利及应履行的责任不明确。

虽然前路漫漫，但如果我们回溯人类几千年医药不分的历史，医生、药师职业的分开仅仅是 100 多年前的事，而我国开始这一历程更是只有短短的几十年的时间。随着这一历史进程的推进和广大药师的不懈努力，药师的作用一定会被更多人认知，药师的价值一定会得到更多人的认可。

小结

1　药师不是"佛"，却是合理用药的专家，也是保障用药安全，护佑公众健康的卫士。

2　早期的药品匮乏和医药不分，造成药师职业地位尴尬。

3　从 20 世纪后半叶开始，社会经济发展与医药科技的进步、公众健康诉求的提升，使药师的作用得到重视；而学科领域、执业领域的分开让药师职业获得新生。

药师价值的体现是
社会发展和文明进步的一种标志。

幕后故事：药师为你做了些什么？

这一节我们聊聊医院药学，说的是在医院里跟药和药师有关的事情。你或者你的家人去医院看病，最后一定免不了要去药房取药。你把处方交给药师，药师把药递到你手上，最多再交代几句用药注意事项。这么短暂且有限的接触，可能就是你对医院药房和药师的全部认知了。不过我在这节要告诉你的可比这多得多，也有意思得多，可能也会颠覆你的认知。

如果我告诉你，药剂科是医院的一个重要部门，医院药师的工作十分重要，你可能不以为然。很多人可能会说，药的重要性我懂，但是药师的重要性我看不出来。也许你觉得给患者治病是医生的事情，药师是药学院毕业的，没有受过临床医学训练，不能给患者下诊断、开处方。并且医院常备的药，有一千多种吧，都是制药厂生产的。那药师是不是就剩下发药一件事？那么，我就通过那些精彩的幕后故事告诉你，医院里的药师为你做了些什么。

审核处方和发药

确实，发药是大部分患者对药师工作的印象。但在发药工作的背后，是什么样的制度在运行呢？我就从一个药师拒绝患者处方的例子说起。

那天，是Z药师在窗口值班。他一看处方，就把处方退给了患者，并让患者去找医生修改一下处方。患者一听就急了，非常不理解。药师解释说，该药的药品说明书上写每天吃一片，但医生给你开的处方是一天吃三片，这严重超过了说明书规定的剂量。患者就说，说明书不了解他的情况，医生了解他的情况，当然是医生让他吃多少，他就吃多少。Z药师跟他耐心解释："每种药上市前都经过了大量科学研究，怎么使用才安全都写在说明书里了，所有的医生都要依据说明书开处方。没有特别的理由，不能打破说明书的规定。你的问题会解决，医生有问题会和我联系的。"

很多患者不知道的是，药品说明书是具有法律效力的文件。说明书规定只能吃一片，医生处方是吃三片，一旦出了问题，就是用药错误，会导致医疗事故，医生要承担相应的法律责任。如果患者诉诸法律，判案的依据就是药品说明书。

过了一会儿，医生给Z药师打来了电话。他说："这位患者是从海南农村的，来一次北京不容易。我知道按规定一次只能开一个月的药，吃完回来再开。但看着患者来来回回折腾，实在也不忍心啊。患者问我能不能一次开三个月的药，我就答应了。处方上虽然写一天吃三片，但我当面嘱咐了他一天只能吃一片。"看来医生也是好意。听到这里，你觉得应该支持医生的做法吗？

请你先想想，为什么医生要打电话向 Z 药师解释原因，而不是动用医生的诊断治疗权来否定药师的意见呢？这正是国家法律制度赋予 Z 药师的权力，根据《医疗机构处方审核规范》[①]医生有诊断和开具处方的权力，药师有对医生处方进行审核和调配药品的权力。说得明确一些，药师对严重不合理和有用药错误的处方有拒绝发药的权力。

那么后来 Z 药师是怎么处理的呢？ Z 药师没有采纳医生的意见，还是不同意发药。理由是，医生虽然口头交代了患者一天吃一片，万一患者忘了怎么办？现在患者很清醒，知道按医生说的剂量吃，万一病情恶化，大脑不清醒了，就需要家人帮助他。在此之前如果患者没有向家人交代清楚，家人按照处方给他配药吃，怎么办？总之，这些用药风险，药师不能不考虑。当然，Z 药师也给患者出了主意，药用完了可以就近去海口的大医院取药。最后，患者表示理解，取药后满意地离开了药房。

处方审核的主要功能是保证用药安全，但是仅仅知道这一点，对理解处方审核制度的意义是远远不够的。为什么要规定处方最多开一个月的药？其实严格地说，对于慢性病才能开一个月的药。其他大部分的处方，都不会是超过 7 天的药。为什么呢？因为多数患者在病情好转后，就自己把药停了。剩下的药怎么办？这不是巧克力，不能给别人吃，也不可能回收，只能在家里放到过期。这对患者和社会来说

---

① 医疗机构处方审核规范：是国家卫生健康委员会、国家中医药管理局、中央军委后勤保障部办公厅于 2018 年制定并发布的技术规范，旨在提高处方审核的质量和效率，体现药师专业技术价值，转变药学服务模式，促进临床合理用药。

都是一种浪费。我们所做的一项研究表明，29%的门诊患者对药品的利用率低于50%；只有27%的患者能用完医生开具的药品；82%的家庭有过期药品。你看，药品浪费降低了药品的利用效率，浪费的是宝贵的医疗资源。

必须强调的是，浪费不是一个道德问题，而是社会整体医疗费用的控制问题。为什么你觉得一次开三个月的药可以承受？这主要是因为医保为你支付了很大一部分，让你觉得药没有那么贵。还有就是，国家建立了药品招标采购制度，想方设法降低成本，控制药价。另外，药品价格指导按需使用的功能减弱了，就会导致不合理的药物使用，进而导致医疗费用增长，最终损害所有的人。你看，好像一张处方只影响一位患者，是一件小事，但如果没有制度约束，各种各样非医疗目的的药物滥用就会层出不穷。

不过，国家在新冠肺炎疫情期间也适时推出了"长处方"政策，允许为一些慢性病患者一次开三个月的处方。这一方面是新冠肺炎疫情期间减少患者外出就诊开药的需要，另一方面这些患者确实需要长期服药治疗，不会浪费药品。还有一点，三个月去一次医院开药，是不是也减少了患者往返奔波的社会和交通成本？这个国际通行的政策很可能会长期实行下去。

听到这里，你可能理解了处方审核的意义，但是你是不是又觉得处方审核制度的意义挺大，而医学意义的含金量不是很高？那我就再把药师审核处方的细节介绍一下。简单来说，有三点。

第一点，审核处方中医生的诊断是否规范。什么叫诊断规范？就是医生需要规范地写清楚对患者的诊断是什么。比如，写"发热"就不对，发热只是疾病的一种症状，不是疾病名称，那写“肺炎”是不是就可以了？也不规范。到底是细菌性肺炎、病毒性肺炎、支原体肺炎，还是真菌性肺炎？病因不同，用的药是不一样的。要是医生一时诊断不了怎么办呢？没关系，可以写“发热待查”。但是处方里的药一定是对症的，如果是试验性的尝试，也不可以开抗菌药，更不能开一个月的量。诊断写得不规范，药师就不能通过处方中的药品去理解医生的治疗意图。除此以外，药师还要审核处方中每种药是否有对应的诊断，这不仅出于治疗目的合理性的考虑，还能帮助医院和患者避免医保拒付的风险。

第二点，审核诊断与药物匹配的适宜性。二甲双胍是2型糖尿病患者的常用药，但长期吃可能会影响维生素B_{12}的吸收。所以如果药师拿到的处方是二甲双胍和维生素B_{12}，诊断是2型糖尿病，那么药师立刻就能理解医生的意图，从而确定处方是没问题的。但如果处方是二甲双胍和维生素D，那药师就要警惕了。是医生一时疏忽写错了，还是这位患者同时有维生素D缺乏症？如果写错了，就得把维生素D改成维生素B_{12}。如果没写错，就要在诊断一栏补上“维生素D缺乏症”。

第三点，审核药和药之间有没有相互作用。比如处方是抗血栓药华法林和止痛药曲马多，诊断是“脑梗死，坐骨神经痛”，诊断规范，处方用药也是适宜的，但是两种药合在一起用就有问题了。两种药同时使用时，曲马多会减慢华法林从体内排出的速度，增强华法林的抗凝血作用，从而有出血风险。药师对这种药物的相互作用可能引发的用药风险必须干预。

　　另外，处方的合法性，用药剂量是否适宜，药物的禁忌证，特殊人群的用药禁忌和用药注意事项等，都需要在审核处方时加以考虑。药师对处方的审核就是要为合理用药、安全用药把好关。

用药安全的"吹哨人"

　　我们还是先从案例说起。有一次周一一上班，W药师就看见门口留言板上贴着一张彩页，上面写着本周新药是康复新液和阿仑磷酸钠（商品名为"GB"，70毫克每片）。

　　先说明一下，"GB"是国内某药厂仿制美国默沙东公司治疗骨质疏松的药物福善美（阿仑磷酸钠）的同类药品。该药厂开始仿制的规格是10毫克，用量是每日一片。后来因为这种药的半衰期很长，默沙东公司为方便患者服用，又推出了70毫克的规格，把之前7天的剂量放在一片药里，每周吃一片就行了，而疗效是一样的。而国内这家药厂也照葫芦画瓢，又跟着仿制了70毫克的规格。

　　快中午时，W药师接到一张处方：阿仑磷酸钠（GB），70毫克×4片，每周一片。W药师从药柜里取出"GB"，核验时赫然发现药盒上印着"本品必须在每天第一次进食之前的半小时，用白水送服……"70毫克的规格应每周服一片，怎么这药盒上还是印着"每天……送服"啊？带着这个大大的疑惑，W药师取出说明书，发现上面也是这样写的。显然，药品剂量和规格改了，而包装文字和说明书却未做出相应的修改，这显然是一个严重的错误！W药师吓出一身冷汗，一旦患者按照说明书"每天服用"，就是吃7倍的剂量，后果不堪设想！

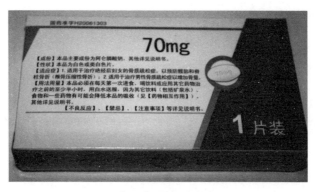

"GB"药盒图片

　　W药师把这个有关药品包装和说明书的严重错误报告给药剂科领导，药房立刻将该药下架、封存，并经医院上报给了国家药监部门。很快，"GB"在全国范围内被召回，防止标签和说明书信息错误导致患者受伤害。

　　你看，这就是医院门诊药房大玻璃窗后面药师的工作。在整个药品供应链中，门诊药房是最后一个环节，穿过这个大玻璃窗，药就到了你的手里。如今，医生开出的每一张处方都要通过电子处方审核系统和人工的审核，很多医院门诊药房都安装了自动发药系统，这些信息化、自动化装备大大增强了用药的安全性，也改善了患者取药时的现场感受。为了这最后一米（药从药师到患者手中的距离）的安全，他们不为人知的工作还有许多许多……

　　再说一个例子。20世纪90年代中期，北京一家三甲医院住院药房的S药师上班后开始摆药，当剪开西力欣（头孢呋辛）铝塑包装后，她不经意间发现药片的颜色有些"不正"（跟以往的略有差别）。午间休息时，S药师把此事告诉了药房组长L药师。两人一起仔细查验了药品包装，未发现异常。下午，L药师把这件事反映给了药库负责采购的K药师，K药师和厂商代表进行了电话沟通。第二天，厂商代表来医院仔细查验药品，也没查出问题所在。

这究竟是怎么回事？最后，该企业质量与法律部门负责人从上海飞到北京，查明药品确实有问题。遂将样品送药检所鉴定，最终证明这不是药品质量问题，而是地道的假药！随后医院自查，西力欣的采购渠道和相关资质完全符合规定，于是将该事件第一时间报告给了国家药品监督管理局，后经查明，这是一起发自源头的严重的假药售卖事件。由于各方迅速采取行动，这起假药事件没有在全国范围造成很大影响。

你看，在你服药前有医院药师慧眼识假药，药师就是你安全用药的守护者啊！时刻为保障患者用药安全"站岗放哨"，这个过程就是医院药师所做的药物警戒工作的一部分。顺带说一下，"国家建立药物警戒制度"被载入2019年新修订的《药品管理法》，有了制度的保障，药师在药物警戒中的作用还会进一步增强。

看到这里，你感受到药师工作的重要性了没有？在患者用药这个环节，医生和药师有明确的责任和分工，背后的理由是医学和药学已经不是包含关系，而是相互独立的两个学科，也是制度安排下两个独立的工作领域。

临床药学——技术分工下合理用药的保障

医学和药学分开之后，两个学科都得到了迅猛的发展。在药物治疗领域，还有一种力量在拉近二者的距离，这就是以患者为中心的临床需求。二者交汇的典型战场之一，就是重症监护室。

我工作过的医院曾收治一位患者，该患者脑出血，手术后转入重症监护室。患者有肾衰竭的基础病，又合并耐甲氧西林金黄色葡萄球菌肺部感染。这种细菌对绝大多数青霉素类抗菌药都有耐药性。对于这种"超级细菌"，万古霉素是唯一有效的药物。但是使用万古霉素，对血药浓度的范围要求很高。血药浓度高了，容易出现肾毒性，低了又达不到治疗效果。对于这位本来就肾衰竭的患者来说，先按标准剂量给患者注射再观察效果的方案是绝对不行的。万一浓度高了，她的肾立刻就受不了；浓度低了，严重感染控制不住，也是致命的。

这个时候，就需要临床药师出马了。临床药师会根据当前给药方案确定采血时间，测定血药浓度后再根据患者的肾功能调整给药方案，帮助医生将万古霉素的血药浓度控制在合适的范围内——既保证治疗效果又不损害肾脏。这种做法就是现在的一大趋势——临床药学。

你看，上面这个场景中临床药师扮演的是不是一个给药方案设计师的角色？不过临床药学涵盖的范围和临床药师所做的工作还远不止这些，我们再通过下面这个故事看看临床药师还做了些什么。

有一种意大利的药物，叫1,6–二磷酸果糖[①]，它对某些缺血性疾病有一定的疗效，进入中国前在意大利的销售量很小。但进入中国后，它的销售量疯狂增长，临床适应证不断扩大，内科、神经科、儿

---

① 1,6二磷酸果糖：一种心血管系统用药。

科甚至外科都用它，出现了明显的滥用倾向。2002年其注射剂和胶囊剂进入《国家基本药物目录》，2004年1，6-二磷酸果糖位列北京医保用药金额第一！药剂科作为医院药品保障供应和用药管理的部门，面对这种明显不合理的用药局面，应该怎么办？用行政手段强行控制显然不行，科学的问题还要用科学的方法来解决。

北京大学第三医院药剂科翟所迪教授领导的临床药学团队用Meta分析方法检索国际大规模随机对照研究，对1，6-二磷酸果糖用于"新生儿缺血缺氧性脑病""心力衰竭""急性脑梗死""病毒性心肌炎"等的有效性进行了多项系统评价。结果发现大多数1，6-二磷酸果糖的临床研究文献质量较低，不足以为其在心脑血管疾病中的大范围应用提供循证医学支持。翟教授和药师们公开发表了多篇论文，并将结果提交给政府相关部门。药师们这些高质量的研究，促使国家将1,6-二磷酸果糖从基本药物目录和医保目录中撤除或限制使用，使得1,6-二磷酸果糖的过度使用现象大大减少，市场份额大幅下降。据统计，北京市阳光采购平台2017年1,6-二磷酸果糖的采购总金额仅为40余万元，全国节约医保药品支出为数十亿元。

其实，在整个医疗机构的大链条中，药学部门扮演的就是这样一个重要的配角。随着国家经济、社会的发展和公众健康意识的增强，安全用药、合理用药问题受到国家和全社会前所未有的关注。

小结

——

Ⅰ　医生和药师是制度安排下两个独立的职业和工作领域。医生有诊断和处方权，药师有处方审核和调配权，共同维护患者权益，保障患者合理用药和用药安全。

2　在整个医疗过程中，药师更加关注患者的用药安全，处方审核是药师的法定权利，药师是药物警戒和保障患者安全用药的"吹哨人"。

3　临床药学作为一门新兴学科，回应了医学和药学在分工前提下通过专业与技术合作为患者服务的时代要求。

——

药师：
配角也有重头戏。

——

"互联网＋药学服务"：
新技术、新场景、新服务

有人把人类文明的发展划分为三个阶段，依次是农耕文明、工商业文明和今天的信息文明。现在人们的生活已经离不开互联网了，比如你早上出门用手机应用软件打车，超市买东西扫码支付，回家刷脸开门，看见门上贴着催缴水电费的通知，于是第一时间用手机缴费，有病了还可以登录互联网医院挂号就诊……这些司空见惯了，但是你知道"互联网＋药学服务"吗？这一节就来讨论这个新话题。

苜蓿草抗凝俱乐部——"互联网＋药学服务"的"幼苗"

2013 年，福建医科大学协和医院的张进华药师开始做抗凝药管理的网络咨询。先解释一下什么是抗凝药管理。有些心血管疾病患者，比如心房颤动患者，其血液呈现高凝状态，容易形成血栓进而危及生命，这时候患者就要长期服用抗凝血药物，以降低血栓形成的危险。这类药物的代表是华法林，它的个体差异很大，需要根据患者的情况及时调整剂量。剂量小了，达不到抗凝的疗效；而剂量大了，又有出血风险。这时候就特别需要药学服务——抗凝药物管理，由药师根据患者的情况及时调整剂量。但以前患者要解决这个问题，就得奔波到医院做检查并咨询医生或药师。很多患者由于没有时间或承担不起旅途费用，结果药物治疗效果不佳，不是形成血栓就是出血，少数患者甚至放弃药物治疗，这严重威胁着生命。

张药师注意到了这个问题，开始探索"互联网＋药学服务"的方式，通过网络咨询门诊回答患者疑问，帮助患者调整剂量，这种方式省时、省力、专业、安全，也为患者节约了大笔旅途费用。几年下来，抗凝药网络咨询门诊帮助了几千名患者，张药师还给这个咨询门诊起了个很好听的名字——苜蓿草抗凝俱乐部。这一模式开创了医疗机构药学网络门诊的先河，获得社会和学术界的广泛好评。

看到这里你可能会问："这类患者只是一小部分人，有大部分患者可以使用的"互联网＋药学服务"吗？"当然有，它正在不断出现。如同其他行业一样，药学服务也在进行着"互联网＋"的进化。在本质上，这是新技术的支持下，在新场景中出现的新的专业服务，是为大众的便捷、普惠、专业的药学服务。接下来，我就说说我国这些年"互联网＋药学服务"的发展史，咱们从两个角度来讲，即药品调剂供给和专业药学服务的发展。

在线购药——从纸质处方到互联网处方

几年前经常有外地的慢性病患者到医院药房来咨询："大夫，我是外地来的，医生给我开的这个药，我们老家没有，如果我吃完了，你们能在网上开处方并把药邮寄过来吗？"你看，患者的需求摆在那里。

这几年这种问题明显少了，有一次我问一个比较熟悉的复诊病人："您回家后怎么解决用药问题的？"他说："我们外地的，直接通过网络取药了，还方便，外地医保在这里反正也用不了。这样省得再来一次北京，省了不少路费，有问题也能线上咨询医生和药师。"你看，这不就是'互联网+药学服务'吗？但事实上，情况没你想的那么简单，上面那个场景的出现，经历了十多年的漫长历程。

2007 年，北京市民发现以前家门口的金象大药房竟然也开了网站——金象网，一些常用的药品可以在线购买了，而且还有在线药师咨询服务。以药房网、金象网为代表的第一批真正意义上的药学电商获得国家药品监督管理局颁发的许可证，非处方药在线调剂供应（药师根据医生处方进行审核、调配和发放的过程）成为现实。2 年后，更大的变化发生了。2009 年淘宝商城（后来的"天猫"）成立，这年也是"双十一购物节"元年，在众多类目中，有一个叫作"天猫医药馆"。与此同时，"111 集团"和"八百方"等第三方平台都开始涉足面向患者的药品调剂供应服务。随着平台级企业的入场，互联网连锁药品提供服务的门槛有所降低，线上服务的用户体验也有所改善。这时，监管方把互联网药品交易的证书分为了三类：A证——平台型，

B证——面向企业用户，C证——面向个人消费者。随着电商在公众生活中的渗透，一部分电商用户，尤其是年轻人或隐私类疾病患者，开始习惯通过互联网获得药品，而且无论是服务商还是患者，大家对线上处方药调剂供应的呼声越来越高。

终于，2015年，互联网医院这个"新物种"出现了。浙江大学第二附属医院的王建安教授通过乌镇互联网医院，为他在两年前做过心脏介入手术的一位患者进行线上复诊，开出了第一张互联网处方。你看，药品调剂供应成了新场景下互联网医院的标配，就像互联网医院有了自己的药房。

互联网药品调剂供应服务在一步步探索中前行。2018年，国务院出台了《关于促进"互联网+医疗健康"发展的意见》，正式确认互联网开具处方和提供调剂服务。当年11月，国家卫健委先后发布互联网医疗服务的一系列规定，终于明确了对于线上处方开具和药品调剂的责任与监管规范。与此同时，药学电商服务的患者人数也在大幅度增加，阿里、京东以及独立网上药店等服务的专业性也在不断加强。

在定位技术和移动支付的普及下，出现了新的"互联网+药品调剂供应服务"的模式——O2O①药品服务，也就是线上和线下结合的服务，线上下单，线下快速送药，解患者的燃眉之急。其实"速度"的问题一直是之前互联网调剂供应服务的痛点。你想啊，自己或家人生病了有多着急！通过互联网医院开了处方，而药却要好几天才能送

---

① O2O：即Online to Offline，是指将线下的商务机会与互联网结合，让互联网成为线下交易的前台，这个概念源于美国。产业链中既可涉及线上，又可涉及线下模式的都可称为O2O。

到。如果是感冒，可能药送到了，病已经好了。所以如何调动本地化的柔性供应链一直是互联网药品调剂的一个难点。直到定位技术和移动支付变成手机的标配，线下药店才迎来一波新的机会。如今互联网药店的"药品+快递"服务已经和其他商品一样，成为人们生活中不可或缺的一部分了。

不过这么说你可能没感觉，我给你说件真实的事情。新冠肺炎疫情期间，武汉封城，药店和医院也受到影响。一位身在外地的年轻人向阿里健康求助，说身处武汉的父亲做完心脏手术后的一种救命药快用完了，万分着急。阿里健康的线上药师快速审核处方，送药小哥迅速出发，冒着危险把救命药送到了患者所在小区。

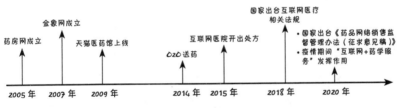

"互联网+药品调剂供应服务"发展过程

药品的互联网调剂服务在需求和技术的驱动下，在与政府监管的博弈中，一路向前。但只有调剂供应还不够，专业服务还要跟上。接下来咱们再看"互联网+专业药学服务"的发展情况。

"互联网+专业药学服务"的发展

随着"互联网+药品调剂供应服务"的发展，患者对药学专业服务的需求也涌现出来。比如当你遇到一些症状不严重的小问题时，可能会选择一些简单的药物（一般都是非处方药）进行自我治疗。而如何选择，就是一个专业问题了，这时候你是不是觉得最好咨询一下专业的医生或药师？又如，你去医院看病，在不同的科室就诊，每个医生都开了一些药，你担心药物之间的相互作用，或者药品不良反应，或者不同药品的间隔时间等，你是不是希望咨询药师？而所有这些问题都可以通过"互联网＋药学服务"得到解决。

2010年前后，北京和睦家医院的冀连梅药师，开通了个人微博。她想把自己平时在工作中经常遇到的问题写出来，让更多人看到，帮助更多患者。没想到，冀药师就此开启了"互联网＋药学服务"的艰苦征程。现在，她已经是几百万粉丝的大V（意见领袖）了。冀药师和她的伙伴们在网上回复公众的用药问题，接受患者的合理用药咨询，同时把普遍的问题搜集起来，结集出版。2014年，她被三九健康网用户评选为"健康传播风尚人物"，获得"中国第一药师"的美誉。从2013年开始，随着微信的普及，很多药师纷纷开通微信公众号，提供专业的药学服务。比如北京大学第一医院赵宁药师主办的药事网，聚集了国内三甲医院的一批临床药师，通过互联网提供免费或付费的药学专业服务。

2018年，部分药师开始把线下的药学门诊搬进互联网医院。比如在"好大夫在线"上开设药师门诊，同时，这一年也有了政策支持，国家卫生健康委员会和国家中药学管理局联合印发了《关于加快药学服务高质量发展的意见》，其中明确提出要推进"互联网＋药学服务"的健康发展。

说到这里，无论是"互联网+药品调剂供应服务"，还是"互联网+专业药学服务"，似乎都发展缓慢。这是为什么呢？

"互联网+药学服务"有待提速

过去的二三十年里国内"互联网+"的发展逻辑，都是连接传统成熟业务的轻模式驱动。这种逻辑一般都有三个前提条件：第一，需求端驱动；第二，以连接为主；第三，行业短板"不大"。而这三个互联网快速发展的前提一旦加上药学服务，就都被"拖拽"或延迟了。下面来具体分析。

第一，需求端驱动。一般"互联网+"的需求起点是边缘人群的边缘需求，这也意味着"流量为王"。"互联网+药学服务"开始也明确线上药学服务的是隐私类疾病患者，这确实边缘。但人口红利还没有真正到来。药学服务的主要受众其实是中老年人，而在过去人口红利时期，这些人刚好不是互联网的主体用户。而流量思维和用户体验，在患者或家属对疾病和死亡的"恐惧"面前，几乎微不足道。

第二，以连接为主。互联网技术对传统产业的赋能改造，主要都是和"已有业务的连接"，是典型的轻模式。但是，如果一个行业的专业壁垒高、用户精度要求高、风险大，甚至要调动大量线下资源，并且行业有严重的短板或缺口等，则很难被改造。这时候，连接的角色越少越好，行业壁垒越低越好，政策管制越少越好。比如电商平台的主体角色只有买家和卖家，简单明了。但"互联网+药学服务"就复杂多了，涉及医生、医院、政府、保险、患者及家属……多方参与，专业性强，风险性大，政策监管严格，导致发展缓慢。

第三，行业短板"不大"。由于是轻连接模式，所以行业链路上可以有少量的短板，但不能有明显缺口。即使有缺口，这个缺口也能通过互联网技术快速补全。但如果一个行业的缺口太多，门槛就会极高。比如药学行业中真正的专业医生和药师大部分都在医院里，政策监管多，支付方还没有真正入场……这些都是制约"互联网+药学服务"快速发展的因素。

所以，对于"互联网+药学服务"来说，要想稳步健康地发展，一方面，需求端驱动的战线比较长；另一方面，轻模式不足以完全撬动行业，需要多角色协同，一步步补齐短板，无论是政策短板还是人才或专业短板。所以这对于传统互联网来说是"慢活儿"。既然这么慢，是不是就不要做了？当然不是，我们最后谈谈"互联网+药学服务"的未来。

"互联网+药学服务"的未来

在经历了前期试水、探索发展和政策规范三个发展阶段后，"互联网+药学服务"接下来会呈加速度发展的态势。为什么呢？

第一是需求驱动。互联网尤其是移动互联网正在快速覆盖中老年人群，换句话说，互联网用户在变老，需求在倒逼服务。国家统计局发布的数据显示，截至2019年末，全国60周岁及以上人口有2.54亿，占比达18.1%。中国老龄化全国委员会预测，这一数字在2050年左右预计达到4.87亿的峰值，接近35%。一般来说，当一个国家

60 岁以上的人口所占比例达到 10%，就进入老龄化社会，达到 35%
就进入超级老龄化社会，将对药学服务产生巨大需求。

第二，新技术驱动，比如区块链和人工智能。从互联网到移动互
联网、定位技术、移动支付，每一次技术进步都会使新的服务产生。
接下来，以区块链为基础的去中心化信用体系的建立，可能会让线上
医疗保险成为药学服务的基础设施。而人工智能会变成医生或药师的
得力助手，让我们的居家药学服务成为可能。

第三，"互联网+药学服务"还要跨越的几个关键点是普惠、合规
和有温度。普惠其实意味着效率，同时是有质量的效率，能够让最多
的人群获益。合规是在专业性的基础上，通过利益机制让更多医生、
药师参与"互联网+药学服务"，加速服务生产力的释放。当然这些还
需要政策的完善。虽然技术是冰冷的，但服务要有温度，要有人文关
怀，因为药学服务是呵护人类健康和生命的科学活动。

第四，在互联网和人工智能技术的支持下，居家药学服务成为可
能。那么，什么是居家药学服务？我先给你描绘一个场景。大约 15
年前，我在美国奥兰多参加美国卫生系统药师协会年会，会后我们参
观了一家"医疗照护与药学服务中心"。在略显凌乱的办公室里摆放
着五六台电脑，通过网络接收各医院发送的电子处方，几个药师正面
对屏幕聚精会神地审核、处理这些电子处方。在宽敞的大厅整齐地摆
着一排自动摆药机。一些穿着浅绿色工作服的工作人员在摆药机前忙
着加药、取药，把一卷卷摆好的药品分开、打包、贴签，然后由志愿
者或物流人员送往社区照护服务中心或患者家中。接下来就是家庭药
师的工作了。如果是初次用药的患者，家庭药师要走到患者床边，向

患者当面交代药品的用法、注意事项、不良反应等。对长期用药的患者，药师们也要定期去照护中心或患者家中，了解患者的药品使用情况，如有没有按时服药，对药物反应如何，有没有不良反应发生。如果药物疗效不好或不能耐受不良反应，药师还要及时把信息反馈给医生，建议医生调整处方或换药。

你看，这就是"互联网＋家庭药学服务"的典型模式。当然，由于受到一些非技术因素的影响，这样的服务在国内落地还是有一定的难度。但随着国家卫生健康委员会《关于加强老年人居家医疗服务工作的通知》的发布，政策瓶颈有望很快被突破，居家药学服务就能真正走进每一名有需求的患者家中了。

小结

1　"互联网＋药学服务"，分为"互联网＋药品调剂供应服务"和"互联网＋专业药学服务"两部分。渠道供应链和专业服务都在逐步互联网化。

2　"互联网＋"药品的调剂供应，从B2C[①]到O2O，不断贴近我们的生活场景。

3　"互联网＋药学服务"既遵循互联网的规律，又有自己本身的特点。比如需要等待需求爆发，需要多角色协同，需要补齐行业短板。

---

① B2C：即 Business to Customer，是电子商务的一种模式。企业通过互联网为消费者提供一种新型的购物环境——网上商店，消费者通过网络在网上购物，在网上支付。这种模式节省了客户和企业的时间和空间，大大提高了交易效率。

4　互联网和人工智能将药学服务延伸到患者家庭，在未来老龄化社会中居家药学服务有广阔的发展空间。

——————

互联网：
药学服务飞向千家万户的翅膀。

——————

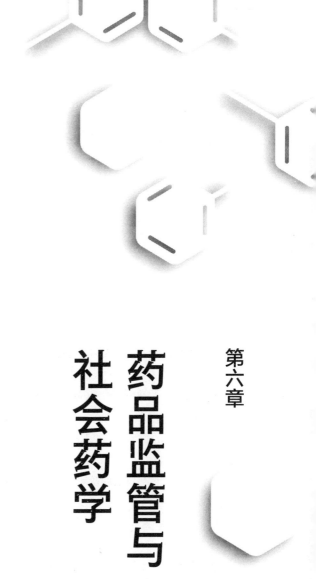

第六章

药品监管与
社会药学

药品是一种特殊商品，有较强的社会属性。在药品这个大生态圈里，厂商与资本要利润，公众与患者要有效、安全、价廉的好药，医保体系要控制药品费用支出，医生、药师也有自己的利益诉求。如何调节这么复杂的利益关系？

另外，合理使用药品就是治病救人，滥用药品就是害人。怎样管控药品的研发、生产、流通和使用？

这一章我就带你了解药品监管的方方面面。

《我不是药神》：
药品专利的"是"与"非"

我们在谈药品的社会属性时提到过药品的可及性。药品可及性，简单来说就是当你生病了需要药品的时候用得上、用得起，换句话说就是渠道能供给，价格能承受。渠道能供给或许容易做到一些，然而价格能承受就没那么简单了，这里绕不开的话题就是药品专利。这节我就和你聊聊药品专利的"是"与"非"。

"我不想死，我想活着"

2018年，一部电影《我不是药神》大红大紫。剧中患白血病的老奶奶有一段台词："领导，求求您别再追查印度药了，我病了三年，四万块钱的正版药我吃了三年，房子吃没了，家人被我吃垮了，现在好不容易有了便宜药，你们……谁家能不遇上个病人，你就能保证你这一辈子不生病吗？……我不想死，我想活着，行吗？"看到这里，我的眼泪在眼眶里打转。我相信，这段话也戳中了很多人的泪点。

作为药师，我深知电影里老奶奶（白血病患者）、正版药厂商（瑞士）、仿制药厂商（印度）、程勇（贩药者）和警察（政府）之间错综复杂的关系。这是一场药品、生命、社会之间的拉锯战：正版格列卫（抗肿瘤靶向药）太贵了吃不起，老奶奶不想死，就只能买程勇的"假药"格列宁；瑞士厂商手握专利要赚回成本，再赚更多钱研发更先进的药；印度厂商的仿制药格列宁是经本国批准生产的；警察要维护正常市场秩序；程勇心地善良，不忍让那些患白血病的朋友死去。这似乎是一道无解的题。每个人都处于矛盾中，白血病患者在生死间挣扎，程勇被良心与道德束缚，警察在法律和现实间徘徊，制药公司为商业利益与社会责任所困……

药品专利与药物创新

这个例子的核心就是药品专利，也就是那个让白血病老奶奶"吃三年药丢一套房"的格列卫。格列卫是甲磺酸伊马替尼片的商品名，是瑞士诺华公司的专利药，用于治疗慢性髓性白血病和恶性胃肠道间质肿瘤。

每一种新药被研发出来后都是受专利保护的。由于受到保护，制药企业能够独占市场，较大程度地控制价格，从而赚回投资成本，获得利润。但专利保护导致竞争不充分，就会形成价格垄断，这是老百姓有病吃不起药的原因。那既然药品专利削弱市场竞争，高昂的价格成为民众获取药品的障碍，引发了"不公平"，那么药品专利是否还有必要存在？我的回答是：当然有必要。

其实，大部分国家的法律都认可几种类型的私人产权，包括版权、专利、商标以及商业秘密。专利的作用是平衡两个互相冲突的目标：促进创新和促进利用。促进创新，有利于提高效率；促进利用，有利于消除不公平。那么，专利的这种促进作用是怎么实现的呢？

专利保护历来被赋予各种功能，其中最重要的是"激励功能"。如果取消药品专利，仿制药就会迅速涌入市场，参与竞争。比如购买印度格列宁的月治疗费用只要 500 元，而正版格列卫却要 24 000 元。为了应付竞争，专利药必须降价，这样患者就能获益，这似乎促进了公平。但在这种情况下，新药研发者可能由于未获得充足的利润，甚至无法负担高达 10 亿~20 亿美元的新药研发成本，而失去进一步创新的动力。虽然竞争带来的药品低价使患者短期获益，但使未来可能获得的药物减少，从长远来看就会面临新药不足或没有药用的困境。所以关于药品可及性、福利性与制药厂商、资本的利益如何平衡，创新的高昂代价如何分担，还需要寻求解决方案。

如果新药发明者在一段时间独占市场，并且获得高额回报，这就在一定程度上推动了新药的研发，使得疾病治疗手段的选择更多。目前世界各国政府都意识到罕见病用药和儿童用药的市场规模小、投资回报率低，故而通过延长专利的"市场独占期"政策，鼓励新药研发者进入该领域。创新是医药产业发展的源泉，药品专利通过发挥"激励功能"，鼓励研发创新，从而实现医药资源的合理配置，提高医药产业发展的效率。总之，不能没有专利，必须鼓励创新。

药品专利除了具有"激励功能"以外，还具有"交易功能"和"信号功能"。简单来说，"交易功能"就是专利能转让，能卖钱；而"信号功能"就是企业所拥有的专利，向社会和资本市场传达出该企业的创新能力、赢利能力和发展前景。先说专利的"交易功能"。一种新药，从化合物开发到动物试验，到Ⅲ期临床试验再到上市审批，周期漫长、困难重重、耗资巨大，初始团队很难全程参与新药从研发到上市的整个过程。而专利转让则能够在一定程度上避免重复的创新工作，使得利益分配在新药的贡献者之间运作得更为方便，并且在专利持有人的控制下保持进一步开发药品的积极性，体现了资本对创新的保障作用。2015年美国礼来制药与中国信达生物制药达成合作开发、生产和销售三种新型肿瘤免疫治疗药物的协议，总金额超过10亿美元，创下国内专利转让最高金额的历史。这是一个通过专利交易达成优势互补、合作共赢的典型案例。

专利的"信号功能"实际上就是专利的背书作用。专利可以一定程度上反映企业的创新与转化能力，影响其筹资能力。尤其对于初创企业，专利是一种知识资本，是筹集资金的杠杆，也是企业的核心竞争力。而通过专利背书筹集的资金又可以投入新一轮的研发，启动新的创新周期。因此，资本是创新的保障，创新是资本的背书。药品专利通过发挥"交易功能"和"信号功能"来连接创新与资本，在提高资本投资效率的同时进一步促进创新。

药品专利的"副作用"

凡事须有度，专利也不例外。上面我们说了药品专利那么多的好处，但专利边界范围如果不加限制地扩大反而会对创新产生反作用。举个例子，1999 年帕斯适宜卫生科技组织[①]为了在非洲防控疟疾流行，打算开发一种疟疾疫苗，但在开发过程中不得不面对与之有关的 20 种专利。为了保证对疟原虫裂殖子表面蛋白的使用权，帕斯适宜卫生科技组织要从 8 个以上的组织那里获得许可，因此花费了大量时间和数十万美元的律师费。由于疟疾疫苗的回报率本身就很低，如此耗时耗力地去取得技术许可，实际上打击了疟疾疫苗开发者的积极性。你看，这些边界过于广泛的专利是不是反而遏制了创新？

其实资本都是逐利的，大部分公司制定专利战略的初衷都是为了独占市场，攫取更多的利润。所以，如果药品专利范围过于广泛或严格，早期"上游"的专利权就会妨碍"下游"开发者创新的积极性，从而限制新药的开发。

那么专利所有者为达到市场独占的目的都会采用什么策略呢？策略之一是"广撒网"。以葛兰素史克公司的罗格列酮[②]为例，罗格列酮在中国申请了 27 项专利，覆盖了化合物、化合物衍生物、化合物晶型、不同酸根盐、化合物制备方法等内容。这是一张庞大的专利网，

① 帕斯适宜卫生科技组织：于 1979 年成立于美国，旨在通过以下方面的工作改善全球人类的健康状况——推广适合发展中国家的医疗技术；加强医疗系统；以当地文化容易认可的各种方式鼓励健康的行为。官方网站为 www.path.org。

② 罗格列酮：一种降糖药，适用于其他降糖药无法达到血糖控制目标的 2 型糖尿病患者。

并且不断延伸。当专利保护范围过于宽泛时，就可能形成垄断。

策略之二是"改头换面"。一些药企在专利药保护期将满时，将另一种实质上一模一样的"新药"推向临床，开启新一轮的"市场独占"。比如，幽门螺杆菌被发现后，针对消化性溃疡的新型专利药奥美拉唑"红极一时"，其生产商阿斯利康公司在 2001 年的全球销售额高达 60 亿美元。如果没有替代产品，奥美拉唑在专利到期后将面临与众多的仿制药共同竞争市场的局面，带来的损失是致命的。为了防止这种损失出现，阿斯利康公司将奥美拉唑有活性的一半拆开，重新申请专利并命名为埃索美拉唑[①]上市。全世界的患者都以为用上了"更有效的新药"并为此买单，而事实上 20 毫克规格的奥美拉唑与 10 毫克规格的埃索美拉唑，疗效几乎完全一样。因为它们本来就是"一双手"和"一只手"的关系，只不过原来的"一双手"有一只是"废手"。

虽然专利期内垄断使患者为高价药付出了代价，而鼓励创新却为全人类的健康带来了更多益处。通常，当专利药的市场独占期满后，价格相对低廉的仿制药就会上市，专利药与仿制药共同竞争市场，专利药的价格就出现断崖式下跌（专利悬崖）。因此有更多的患者以较低的药价受惠于来自专利药的技术，促进了药品的利用，这在本质上也促进了公平性与可及性。

新药研发离不开资本，而逐利是资本的本质。当专利受资本影响，其边界无限制地扩大或延伸后，像上面我们举的例子，专利制度

---

① 埃索美拉唑：一种抑酸剂，奥美拉唑的纯左旋异构体。用于胃食管反流性疾病，包括侵蚀性反流性食管炎。

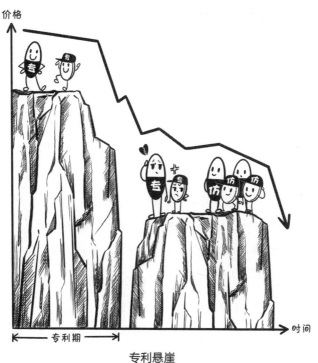

专利悬崖

也会对创新与公平产生反作用。这就像一把双刃剑，没有专利不行，专利被无限扩大也不行。这实际上就是利益创造和利益分配的关系，而药品是一种与人们的健康、生命相关的准公共产品①，药品专利权真的是铜墙铁壁吗？我们在挥舞专利这把双刃剑鼓励创新的同时，怎么才能不伤害到公平呢？

———————————

① 公共产品：亦称"公共财货""公共物品"，指具有消费或使用上的非竞争性和受益上的非排他性产品，如国防、公安、司法等方面所具有的财物和劳务，以及义务教育、公共福利事业等。

药品专利制度的杠杆作用

如果把专利制度看作"上层建筑",那决定它的就是"经济基础"。药品专利的"激励功能"适用于发达国家,对于少数具有新药研发资本和创新能力的发展中国家也基本适用,但用在既缺乏资金又缺乏创新能力的欠发达地区就会出问题了。例如,利什曼寄生虫感染所致的黑热病(内脏利什曼病),在东非、南美、伊拉克、苏丹、索马里等地流行。这与当地营养不良、人口流离失所、居住状况不佳、免疫功能损伤以及环境变化相关。黑热病患者的家庭通常非常贫穷,当地政府通常也缺乏资源或不愿意支付治疗费用。可见,在无购买力的国家——无论是政府还是患者——市场都不是决定药品价格的合理因素,用于新药研发的资源少得可怜,新药无利可图。仅仅靠市场的激励机制(如药品专利),并不能刺激研发,更无法满足这些地区患者的医疗需要。因此,药品专利制度的"激励功能"不是"放之四海而皆准"的,药品专利制度必须体现地区差异以平衡其与公平的关系。

在上述情形下,全球药品专利制度的最低标准——《TRIPS 与公共健康多哈宣言》(以下简称《多哈宣言》)诞生了。因为人们广泛认识到,随着全球经济和贸易的发展,尽管药品专利制度具有地区性,但它应具有最低标准。《多哈宣言》在承认知识产权保护对于新药开发的重要性的同时,也特别强调"对生命的重视可以逾越对专利权的尊重"的原则,承认国家采取措施以维护公共健康是不可减损的权利,即人权和健康权至上。根据《多哈宣言》,发展中国家可以建立药品专利强制许可制度（强仿制度）。所谓强仿制度，简单说就是当发生危害到公共健康的重大事件时，如某项药品专利不放开将危害公共健康、妨碍国家利益，政府可以在未获得专利拥有者同意的情况下，支付少量专利转让费，授权其他企业生产（仿制）该专利药品，从而保证人民的生命健康权。除了印度外，南非、马来西亚、巴西、泰国等都曾实施过药品专利强制许可制度，其中大多是针对传染性疾病的药品，比如艾滋病用药、结核病用药、儿童用药等。

印度之所以能形成仿制药产业链，生产廉价"格列宁"，甚至成为"世界药房"，就是受惠于药品专利强制许可制度的实施。在世界范围内，印度是启动并实施强仿制度的主要国家。不过开始时，印度并没有通过强仿制度保护本国制药业和扩大药品可及性，而是通过在专利法上玩花招。比如印度1970年版的专利法就仅对原料药和制剂的生产工艺提供专利保护，而不保护药品本身。这就使得通过不同方法仿制专利药物的行为合法化了。这部专利法鼓励印度企业大量仿制其他国家的专利药品以替代进口，为印度制药业创造了广阔的发展空间。当时，一种新药只要通过美国食品药品监督管理局的审批，其仿制药仅在三个月后就能出现在印度市场上。很快，印度便一举成为全球最大的仿制药生产基地，其仿制药约占国内医药生产领域71%的市场份额，是印度制药业的最大组成部分。

这部极具"印度特色"的专利法遭到来自国际社会的强烈批评，因此在2005年，为了适应《与贸易有关的知识产权协定》的要求，印度当局再次修改专利法，并重新开始受理药品的专利申请。但是，新的专利法修正案并不意味着仿制药的好日子到头了。2005 年的印度专利法换了个新玩法:"不允许已有化合物以新的制剂处方获得专利保护。"不仅如此,为了进一步保护本国的仿制药产业,印度政府还搬出了专利法中最狠的一招:强制许可。有了这个制度,印度政府果断地对"格列宁"等药物颁发了强制许可证,进一步促进了仿制药产业的发展。

不过,强仿制度也是一把双刃剑。大多专利药品研发成本高昂。从新药的筛选、化学或生物合成、动物实验,到漫长的Ⅳ期临床试验,再到通过各国药监局的审批,每个环节都需要投入大量人力、物力和金钱,几乎每种最终能走向市场的新药背后都是数以十亿甚至百亿计的投入,只有资金雄厚的少数制药巨头才承担得起。虽然研发成本高、风险大,但专利保护下的市场独占,也促成了新药的高利润。同时,药企只有将部分利润继续投入后续的研究中,才能源源不断地推进医疗技术的进步。

不少发展中国家也承认,在实施强制许可制度之后,仿制药的品质、药效通常不及原研药,延误患者的治疗时机。最重要的是,强制许可制度的实施,会使发展中国家的制药厂商把精力集中在仿制而非研发上。而专利回报大打折扣的发达国家的制药厂商也可能因为创新药市场规模大幅缩小,利润降低,而放弃相关疾病的药物研发。

所以,印度政府的这种做法尽管受到了众多患者和慈善组织的欢迎,但拥有专利的药企非常恼怒。社会舆论称印度的强仿制度无异于"劫富济贫""杀鸡取卵",不能保护药品的持续创新动力,只能让更多未来的患者失去良好的治疗机会。有专家曾经测算过,这种长期损失是短期收益的三倍。而世界银行就此问题进行的调查报告也显示，如果没有专利的保护，65%的医药产品永远不会被投放到市场，60%的医疗产品不会被开发。

虽然强制许可制度是解决公共卫生和知识产权之间的矛盾的有效做法，而且该制度在美国等发达国家也适用，但这些国家通常不主动启用这一制度，而是将强制许可制度作为降价谈判的筹码。例如美国"9·11事件"后，为了应对可能爆发的炭疽危机，在民众对实施药品专利强制许可制度的呼声中，美国与德国拜耳公司经谈判，最终达成炭疽用药西普乐（环丙沙星①）降价50%的协议。其实我国手握的强制许可制度的筹码，在近年来的国家药品谈判中让很多专利药品降价并纳入医保，在促进公众健康的同时维护了专利持有者的利益。在强制许可制度的"浪潮"下，不少跨国制药公司感到不安和失措，需要一种新的机制来扭转专利药频频被宣告实施强制许可制度的局面，满足投资回报的商业诉求。

2010年，药品专利池组织在此背景下应运而生。药品专利池组织是联合国下属的一个公共卫生机构，也是一种创新的商业模式。药品专利池组织与制药公司、国际组织、民间团体等达成合作，说服原研企业分享专利，自愿将其药品专利放入专利池中，仿制药企向药品专利池申请获得专利池中的专利实施许可，生产并向中低收入国家供应仿制药。一方面，这样可以让部分中低收入国家的患者获得廉

---

① 环丙沙星：化学合成的第三代喹诺酮类抗菌药物，抗菌谱广，杀菌效果好，为处方药。用于敏感菌引起的泌尿生殖系统、呼吸系统、胃肠道以及皮肤软组织感染。

价新药，另一方面，原研药企不必费力地为新药开拓这些不赚大钱的市场，还能获得许可使用费，或者通过免费许可赢得良好的社会声誉。这是一个双赢的局面。截至 2017 年 12 月，在抗艾滋病药和丙肝药领域，获得药品专利池组织许可生产的仿制药覆盖了 128 个国家，2012—2017 年累计节省 5.53 亿美元，累计 1 700 万患者获得这些药品。

当然，在《多哈宣言》的影响下，一些药企的专利政策、目标市场与该地区药品仿制的潜力相关。在销售和利润前景不被看好甚至没有明确的专利司法保护的地区，一些药企并不行使专利权。例如罗氏公司宣布，在最不发达的 50 个国家不申请任何产品的专利，在最不发达的国家和撒哈拉以南的非洲地区公开抗疟药的专利。一些企业甚至通过慈善赠药的善举来帮助被疾病困扰的贫穷地区的患者，其中最著名的例子就是前面说过的默沙东公司捐赠伊维菌素。

小结

————

1　药品专利激励和保护药品研发与创新，从而促进资源的有效配置，提高资源的使用效率。

2　通过药品专利调节原研药的"市场独占期"，鼓励研发者进入孤儿药、儿童药等市场回报较小的领域。通过发挥"交易功能"和"信号功能"，药品专利可以紧密连接研发方与资本方，促进新药创新研发。

3　药品专利制度发挥着调节药物利用与药物创新的杠杆作用。强制许可、药品专利池等制度可在一定程度上对冲药品专利对公平的不利影响，扩大药品的可及性，惠及广大患者。

————

药品专利无"是、非"，
权衡利弊有"学问"。

————

第 二 节
___

药品价格：从"灵魂砍价"说起
___

近年来，国家医保主导的一轮轮药品带量采购不断上演，"腰斩""地板价"等热搜词频繁上榜。2019 年末，一段"灵魂砍价"的视频在网上疯传："4.4 元的话，4 太多，中国人觉得难听，再降 4 分钱，4.36 元，行不行？"在全国人大会议中心的医保价格谈判现场，国家医疗保障局医保专家和药企谈判代表你来我往，锱铢必较。在确定报价被接受后，一些企业代表激动得热泪盈眶，而中途也有被"砍哭"败下阵来的。阿托伐他汀，是一种降血脂的口服药，最低报价 0.12 元每片，降幅超过 78%，更有降幅达到 96% 的药中标，令人咋舌！

这节我们就来讨论药品定价的"底层策略"与各方博弈，探讨一下舞动药价的两只手究竟是如何运作的。

药品价格形成中"看不见的手"

过日子就要问价格,"价格"这个词可以说天天在老百姓脑海中徘徊。通常,价格和效用相关。效用是用于度量消费者通过购买物品或享受服务使自己的需求或欲望得到满足的程度。药品具有治疗疾病的作用,其效用是给患者带来健康需求的满足。但是,同样是治疗疾病,1 000多元一粒的抗癌药和0.1元多一片的降脂药,两者的价格差距为什么这么大?药品的价格真能反映药品的效用吗?从普通公众的认知来看,抗癌药不吃就要死,降脂药不吃没感觉,前者是强需求,市场相对小,后者是弱需求,市场很广大。这些是商品价格形成的普遍重要影响因素。除此之外,药品价格形成还有哪些特殊的影响因素呢?

在市场经济中,供求关系决定商品的价格,价格反过来又向市场参与者传递信号,引导市场要素的合理配置。在现实生活中,供求平衡是一种理想状态,供求不平衡则是常态。在一个自由的市场上,供方和需方的力量会自然地把价格推向均衡。当价格上升时,供给量增加,消费者需求下降,导致供大于求,市场参与者因此展开竞争,价格下降。反之,亦成立。亚当·斯密曾经将市场机制比喻成"一只看不见的手",市场博弈中的芸芸众生会不由自主地走向一个共同的目标——实现社会利益最大化。因此,在价格形成中有两个关键要素:供求与竞争。

我们来看看药品价格形成中的供求关系。在中国,大多数药品并不是消费者直接到市场中购买的,而是医院和医生提供的服务来决

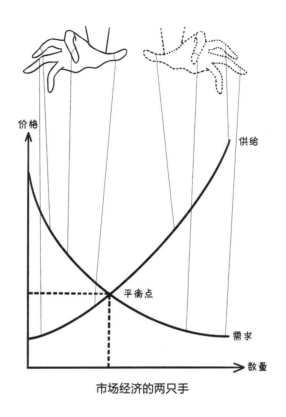

市场经济的两只手

定消费者"用什么药"和"买多少药"（对处方药而言）。在药品消费的生态中，有一条"药品生产企业—药品流通企业—医疗服务提供者（即医院和医生）—药品消费者（患者）"的链条，在这一链条中存在着多种供求关系。与普通商品消费不同的是，在药品消费者和药品市场之间存在着医疗服务提供者这个中介，患者的需求对药品价格的影响不能直接实现，而主要是通过医院和医生实现的。这表明药品价格不仅会受到药品生产企业的生产成本、流通企业的流通费用的影响，也会受到医疗服务特殊性及医疗服务市场供求状况的影响。

在普通商品的供求模型中，需求决定了商品或服务的种类与数量，供求关系决定了商品价格。但在医疗服务中，患者就医时带着求助心理，医院和医生往往也扮演患者代理人的角色，医疗需求在很大程度上受医疗服务提供者的影响。因此，当市场力量不足以约束药品价格，也很难限制医疗服务的提供时，医疗服务提供者可以将药品需求总量扩大，通过制造需求来获利。比如夸大某种疾病的药物治疗需求，或者夸大某种药品的疗效，甚至处方一些安全无效的辅助用药。

此外，价格变化取决于需求弹性。当弹性为 0 时，意味着无论价格如何变动，需求量都不会变动，消费者对于价格的变动要么毫无反应，要么只能被动接受。那么，药品的需求弹性如何呢？首先，患者对健康的追求决定了患者对某种药品的特殊需求是刚性的，因此，从需求方来说，药品价格的弹性"先天"较小。因此，部分无良厂商通过提高药品价格谋取高额利润。

举个例子，名不见经传的瓦伦特制药公司，在 2010—2015 年股价飙涨 18 倍，市值从 23 亿美元升至 780 亿美元，一时间包括红杉和潘兴广场等多家知名投资公司扎堆追捧。那么，瓦伦特制药公司究竟靠什么"秘诀"撑起这座制药界大厦的呢？答案：提价+资本运作！

原来，2008 年瓦伦特制药公司走马上任的CEO（首席执行官）迈克尔·皮尔逊认为新药研发费时费力不挣钱，几乎砍掉了全部科研经费，辞退了所有研发人员。接着他大玩资本运作，一个接一个地收购小型制药公司，然后大幅度提高药品价格。比如，瓦伦特制药公司买下了默沙东公司治疗威尔森式症的专利药盐酸曲恩汀[①]，在一些国家，盐酸曲恩汀只卖 1 美元一片，患者每月的治疗费为 650 美元，而皮尔逊买下盐酸曲恩汀后，患者每月的治疗费提高到 21 000 美元！

药价涨到这么高，患者不吃行不行呢？不行。威尔森式症是第十三对染色体上两个基因异常引起的隐性遗传疾病，大约每 3 万人中会有一人罹患此病。患者血浆中缺乏携带铜离子的蓝胞浆素，使得铜离子代谢异常，过多的铜离子在肝、脑、角膜、心脏等处沉淀。如不治疗，会导致体液积聚、黄疸、神经系统损害以及肾衰竭。你看，皮尔逊就是这样利用患者的刚性需求极度压榨患者，欺骗医保。而其唯一理由就是"为了股东的利益"。

不仅如此，据当时《纽约时报》报道，皮尔逊一夜之间将公司的艾滋病药物价格提高了 55 倍。2015 年 10 月 5 日，德意志银行的分析师发现并不只有两种药物的价格上涨，瓦伦特制药公司的其他 54 种药品价格平均上涨了 66%，远超行业平均值。这就是资本逐利的本性，瓦伦特利用市场独占权和相关药品缺乏价格弹性的特点，大发横财，侵害患者的利益。当然，这家公司因不齿行为最终被市场抛弃，在众多媒体和监管机构揭露了皮尔逊的不法勾当后，2018 年瓦伦特制药公司的市值已缩水 90%。

从需求方的角度说，药品价格缺乏弹性还有一个重要原因，那就

① 威尔森式症与盐酸曲恩汀：威尔森式症是一种常染色体隐性遗传的铜代谢障碍性疾病，一般指肝豆状核变性，由威尔逊在 1912 年首先描述，故又称为"威尔逊病"。威尔森式症以铜代谢障碍引起的肝硬化、基底节损害为主的脑变性疾病为特点，如不恰当治疗将会致残甚至死亡。盐酸曲恩汀是威尔森式症的治疗用药，可通过螯合作用去除体内过量的铜元素。

是医疗保险的作用。我国已有相当多的患者享受了医疗保险，患者并非按照实际的医疗服务价格来支付费用，从而降低了患者对价格的敏感性。在消费者与支付方分离的情况下，药品价格弹性也变得较小。即便是常用的某降压药从每片 2 元腰斩到每片 1 元，对于只自付 20% 药费的患者来说，只是 0.2 元的区别。因此，由于药品的需求刚性和第三方支付的介入，与普通商品相比，药品价格的需求弹性"天生"较小。

我们再从竞争层面来看药品价格形成。在一个充分竞争的市场中，每个生产者（或服务提供者）和消费者都是价格的被动接受者，而不是决定者。各竞争主体为了维持获益，可以采取降低生产成本，或以创新科技提供替代品的方式参与竞争。但药品市场是否具备充分竞争的条件呢？

我们先来看看商品竞争市场的特征：市场上有许多卖主或买主，每个卖主提供的物品大体上是相同的，卖主和买主可以自由地进出市场，所有卖主和买主都掌握有关产品和价格的完全信息。让我们来逐一剖析。

普通商品竞争市场的前两个特征导致的结果是市场上任何一个买者或卖者的行为对于市场价格的影响都可以忽略不计。但是对于药品市场，其竞争程度、竞争内容受到不同特点的药品的影响，因此药品市场价格竞争的程度和有效性也会有差异。如果是以仿制药为主的竞争市场，那么同一种药有很多生产企业，并且产品具有同质性，因此竞争相对激烈，这就是前文提到的出现降脂药"地板价"的主要原因。而如果是专利药垄断的市场，只有一家或少数厂家生产，那么就会在较高程度上控制价格。而高回报的市场独占也会刺激和鼓励创新药物的研发，长远来看使疾病治疗有更多的选择，这一点咱们之后细讲。不过，当专利期结束，仿制药进入市场，专利寡头垄断的竞争格局被打破，药品价格就会出现"断崖式下跌"。

再来看竞争市场的后面两个特征：自由进出、信息对称。普通商品竞争市场的这两个特征在医疗领域也不适用。首先，患者进入医疗和药品市场是被动的并且是由于刚需，"有病早治，无病早防"。其次，医学和药学的专业性决定了医患双方的信息是高度不对称的，患者在医疗服务的种类、数量、质量、效果等方面存在明显的信息缺失。因此，患者很难退出市场，否则可能会以健康甚至生命为代价。

总结一下，市场机制可以促进资源配置的优化，但是在药品市场中，由于多种供需关系、较小的需求弹性、不充分的竞争市场等多种因素，药品价格形成中市场机制这只"看不见的手"存在缺陷，药品市场不可避免地会出现一定程度的"市场失灵"。与普通商品不同，药品具有公共产品或半公共产品的属性。在药品市场，既然"看不见的手"无法实现资源的有效配置和利用，那么是否可以引入另一只"看得见的手"来弥补市场缺陷、克服市场失灵呢？

药品价格形成中"看得见的手"

我国对药品价格的管理，经历了严格管制、改革放开、再次收回管理、再次改革放开的历程。这不是简单的历史重复，而是在对药品市场认知加深和相关管理经验不断积累的基础上，逐渐摸索政府管制与市场调整的合理边界的过程。

从管理方式来看，政府部门逐渐减少通过行政命令对市场药品价格形成的直接干预，而是转为加强对不合理用药行为等的干预与管理。通过完善药品采购与医保控费制度，并对医疗行为与价格行为进行监督，引导合理的药品价格的形成，逐渐形成市场调节与政府调控相结合的药品价格管理模式。从管理内容看，绝大部分药品取消药品政府定价，通过市场竞争机制形成价格。随着当前医疗保险覆盖度的提高，医保部门实际行使着患者与医院代理人的角色，与药企展开价格博弈。

这节提到的国家医疗保障局主导的药品带量采购，是一种国家大型药品"团购"行为，就是一场价格博弈，与美国药品集团采购组织类似。通过明确采购量、价低者中标的形式，将量价挂钩，加速仿制药企业之间的市场化竞争，减少药品购销过程中的灰色空间，推动药品价格体系和采购流程的完善，使得招标采购与药品定价发挥协同作用。同时在薄利多销的压力下，刺激仿制药企业加速研发，并投入创新药的研发中。

不知你是否看过国家医疗保障局带量采购药品谈判专家现场"灵魂砍价"的片段，谈判专家手握测算出的谈判底价，底气十足地对企业代表说："报价达不到我们的心理价位，直接出局。"专家的底气从何而来呢？让我们放眼全球，来看看影响 A 药谈判底价的主要因素。

- 国内外是否有 A 药的类似药品，如存在与 A 药治疗效果、化学成分、剂型或给药途径相似的药品，则以相似药品价格为基础。

- 与类似药品相比，A药是否具有创新性优势，当A药能为患者带来更好的疗效、安全性或依从性，或者为突破性新药时，可在相似药品价格的基础上进行适当加成。
- 与类似药品相比，A药是否具有市场优势，当A药是为罕见病患者或儿童等需求较小的市场开发，可及性可增强时，可在相似药品价格的基础上进行适当加成。
- 如没有A药的类似药品，则需综合考虑药企在A药中投入的研发成本、生产成本、流通成本以及赋税等。
- 关于A药的预期市场份额，在增加市场份额的前提下，可以调低价格，以量换价。

你看，所有国谈药品的价格就是在这只"看得见的手"的舞动下形成的，而这5种因素像不像"看得见的手"的那5根手指？当然，还有十分重要的一点，那就是医保基金的支付意愿。对于将A药纳入报销目录，对医保基金形成的影响，医保基金是否可以承受？

小结

1　药品价格形成首先受"看不见的手"的影响，供求、竞争等市场因素起着重要作用，但由于医疗服务和药品市场的特殊性，存在着一定的"市场失灵"。

2　由于存在市场缺陷，政府通过完善药品采购与医保控费制度，并对医疗行为与价格行为进行监督，引导合理的药品价格形成。

3 只有充分尊重市场规律，同时发挥政府的作用，"两只手协同舞动"，才能使两者在药品价格形成中扬长避短、相辅相成，最终实现患者利益和社会利益最大化。

———

没有不付费的药品，
但可以通过多方"博弈"
合理配置药品资源。

———

第 三 节

药品监管："把魔鬼关进笼子，
让天使飞进万家"

俗话说，"民以食为天，病靠药来治"。"食"与"药"，维系生命与健康，为人类时刻所需。但曾几何时，恶性食品药品事件一次次触碰人类良知的底线，一次次敲响食品、药品安全的警钟，从食品领域的苏丹红、三聚氰胺等，到药品领域的欣弗、亮菌甲素等。面对这些严重的安全问题，怎么办？监管！

商业自律能保障药品安全有效吗？

记得多年前，我写过一篇阐述药师职业道德的文章，其中引用了先人对药师职业自我约束的名言——"弗配害人之处方本良心而尽天职，弗售毒杀之药品恃药律以保民生"和"修合无人见，存心有天知"。这后一句出自北京同仁堂，"修合"就是配制药剂的意思。这话是说，药师在里面配药，外人是看不见、不了解的，但其动机好坏，苍天在上自会知晓。确实，在古代社会，没有发达的制药业，现代商业也没有建立起来，更没有具有完善管理职能的政府组织，堂前坐诊堂后配药的医药模式可不就靠"存心有天知"了吗？但是，社会发展到今天，要维护良好的商业秩序，保证药品安全和用药安全，仅靠良心和职业道德的约束就行了吗？当然不行！没有规范的、强有力的外部监管，资本的力量就会为所欲为，表现出赤裸裸的邪恶。我先给你讲个故事。

20 世纪 70 年代，世界各大著名商学院都在开展同一项实验，实验涉及一种名为"帕纳巴"的药物，该药于 1957—1970 年在美国上市。帕纳巴的主要成分是四环素和新生霉素（两种药都是抗菌药），四环素本身效果不错，而新生霉素会抵消四环素的作用，还会在 20% 的使用者中造成不良反应，两药合用的效果还不如四环素。美国食品药品监督管理局和美国国家科学院都表示，有可靠数据说明，帕纳巴药效不佳，明显给病人带来伤害，应该撤市。但帕纳巴是制药商普强公司的畅销产品，为了每月多赚 100 多万美元，普强公司想方设法隐瞒事实，拖延帕纳巴的撤市时间。

双方出现了严重的对立，一方有确凿的科学数据，要根据公共政策维护大众健康，而另一方是强大的资本和商业利益集团。普强公司通过游说议员等政治手段阻拦美国食品药品监督管理局的所有行动，致使双方僵持不下。面对科学证据和科学家的反对意见，普强公司召开了一个特别董事会。董事会不仅决定继续销售帕纳巴，而且决定采取积极的法律手段来尽量延长该药品的销售时间。

阿姆斯特朗是宾夕法尼亚大学沃顿商学院的教授，某天从《科学》杂志上看到帕纳巴的事。普强公司领导者处理危机的做法让阿姆斯特朗大为不解。因为普强公司在与美国食品药品监督管理局博弈的过程中，明明知道帕纳巴害人，却为了利益阻挠法律和行政的监管，继续销售有害药品。阿姆斯特朗的学生将来都是商业精英或者商业理论的教师，他在课上指导他们学习如何进行有效商业的思考和抉择，于是他打算做一个实验。他向学生们讲述了这个案例，他相信自己培养的那些未来的商业精英肯定会有不一样的选择。果然，在他向参加实验的学生和商人讲述这个事件时，参加者中97%的人认为这种做法不负责任，另有3%的人弃权。

接着阿姆斯特朗教授又邀请另外一些学生用角色扮演的方法回答这个问题，共设了7个角色，每个学生都扮演普强公司的一位董事。但这次的结果让人大跌眼镜！有79%的"董事会成员"一致选择尽全力继续销售帕纳巴，同时采取法律、政治以及其他一切必要手段阻止政府的禁令。在接下来的实验中，即使阿姆斯特朗特意强调药品在危害病人，但仍有75%的"董事"选择尽可能延长销售时间，以便每年多赚1 900万美元。事后他说："我惊呆了，我的学生明知药品在坑害病人，他们的选择却与普强公司管理者完全相同。"学生们也因自己做出没有承担社会责任的选择而感到羞愧，但是仍然不改变他们的商业决定。因为每一组扮演董事会成员的人都认为这体现了公司的本分，即股东利益最大化。这个实验成为经典的教学案例，在10个国家重复进行了91次，结果也惊人地相似。

其实，几乎就在阿姆斯特朗做上述实验的同时，1971年，美国社会心理学家菲利普·津巴多主持了"斯坦福监狱实验",引发了全球心理学界重新审视以往对于人性的天真看法。实验通过专门的测试挑选了征募来的受试者,即身心健康、情绪稳定的大学生,这些人被随机分为狱卒和犯人两组,接着被置身于模拟的监狱环境。实验一开始,受试者便强烈感受到角色规范的影响,努力去扮演既定的角色。到了第六天,情况演变得过度逼真,扮演狱卒的大学生已经变得残暴不仁,而扮演犯人的大学生的心理几近崩溃。一套制服和一种身份,就轻易让一个人性情大变,原定两周的实验不得不宣告终止。这就是路西法效应:好人是如何变成恶魔的。

2007年,津巴多教授首度撰书详述其事,并结合该实验和伊拉克监狱虐囚案等三十多年来发现的社会现象,深度剖析复杂的人性,透彻解释"情境力量"对个人行为的影响。

了解了津巴多教授的实验,我们再回到前面的例子。阿姆斯特朗不得不接受这样一个事实:善良的人在履行自己的职责的时候,因受到"情境力量"的影响,也会做出邪恶的举动。即使在法制和规范下走向理性的资本主义,商业个体一旦找到逐利的突破口,宗教伦理或道德自律都变得苍白无力。那些实验中公司高管的扮演者的表现充分反映出在商业利益与社会责任的冲突中以及不同角色的价值观的撞击中,利润最大化的巨大诱惑。这告诫人们社会利益与责任不能依靠人的觉悟和良知来保证,商业不能实行自我监管,唯一可行的是外部监督(包括舆论监督)、政府监管,这一点毋庸置疑。

其实,我们都知道,"一面是天使(治病救人),一面是魔鬼(不良反应、滥用危害)"是药品强烈的双重属性,这反映了药品有别于其他商品的特殊性质。从阿姆斯特朗的第一次实验到今天，历史又前进了半个世纪左右，但我们不能忘记美国食品药品监督管理局成立时，政府和公众达成的共识——商业不能同时满足两个目的，一方面极力赚取利润，另一方面保护消费者不受商业的野蛮行为和劣质产品的侵害。药品的安全，不能靠企业的自律来保障，政府难以推卸作为监管方的责任。对药品这种特殊产品而言，强有力的监管体系才能让社会和公众获益最大，风险最低。

新药上市的市场博弈

　　在谈药品的监管之前，咱们先说说药品的上市。药品上市可不像普通商品一样简单。咱们拿另一种也是要进入人体的商品举个例子。比如说一家饮料厂开发了一款矿泉水，厂商起草一份产品的企业标准去技术监督局备案，带着样品去当地卫生防疫站检测。检测符合标准，就可以贴上标签去卖了，全部手续一两个月时间就可以搞定。但是药品上市能这样吗？当然不能！其实，新药上市不但有大量资本的投入，还需要严格的科学实验，并且充满着各种力量的平衡、博弈，有时甚至是"血腥的搏杀"。不信？咱们先从一部电影说起。

　　不知你是否看过《亡命天涯》，这部影片于 20 世纪 90 年代中期上映。《亡命天涯》的背景是制药厂大老板尼高研发了一款新药，但该药在临床试验中发现有严重肝毒性，为了让公司的投入不至于打水漂，并且顺利上市，尼高指使下属篡改了临床试验数据。为了防止事情败露，他们杀死医生金保的妻子，又嫁祸于参与了新药临床研究的金保。而金保医生对这一切毫不知情，作为犯罪嫌疑人被警方追捕。在亡命天涯的过程中，金保了解到检验科林医生因对新药肝毒性知情也被杀害。疑点一个个汇聚起来，真相逐渐浮出水面，金保和警方最终揭穿尼高篡改临床研究数据，以便让新药投产上市的阴谋。这部高智商惊悚片悬念重重，情节起伏跌宕，扣人心弦的逃亡和拨云见日的查案情节互相穿插，叫观众毫无喘息的余地，当时看过影片的中国观众大呼过瘾！

你看，这部片子的大背景就是新药上市过程中资本与社会良心的博弈，而金保医生和警方其实就代表了社会良心和国家药品监管的力量。如果你觉得这不过是一部电影，纯属虚构，那我再带你看一个真实的案例。

我在前面提过"反应停"（沙利度胺）事件，这个药在20世纪五六十年代曾给欧洲带来一场严重的人道灾难。当时大量孕妇使用此药减轻妊娠呕吐，结果造成胎儿畸形，产下大批海豹肢婴儿。现在我们就把镜头拉回到那时，德国药品监管还处于起步阶段，药厂可以不经过临床试验就把药品拿到市场上销售。而梅瑞公司从德国格郁能化学公司手中买下了"反应停"以后，在不知道该药物是否会通过胎盘影响胎儿，完全没有临床试验依据的前提下，仅仅凭着几份实验室报告和证词，就把"反应停"像卖矿泉水一样推进了德国市场，而且不需要医生的处方就可以买到。公司接着大肆宣传药品的有效性和安全性，并进入欧洲其他国家市场热销。

这还不够，梅瑞公司还想把"反应停"卖到美国市场。他们着重宣传该药对于孕妇早期恶心呕吐的疗效，又利用法律的漏洞，大规模向 1 267 名医生发放了 250 万片"反应停",医生转手把这些药发放给大约 2 万名患者试用。因为按当时的法律,在患者同意的基础上,医生可以以"实验"的名义给患者使用未经批准的新药,且不限制剂量。对于制药公司来说,赠送药物其实是一个更好的宣传推销的途径,但他们这次遇到了强劲的对手。

当时美国食品药品监督管理局一些有良知的官员反对"反应停"上市,他们发现"反应停"的临床研究不但数据不全,而且结果神乎其神,甚至有伪科学的胡言乱语。负责审批"反应停"的弗朗西丝·凯尔西医生是一位毕业于芝加哥大学的药学博士,她认为梅瑞公司的报告中个人证词多于科学数据,没有证据的疗效宣传令人难以置信,于是极力反对"反应停"在美国上市。凯尔西医生说:"'反应停'不能挽救生命,把这种药物拿出去销售对患者没有好处。"梅瑞公司还不死心,采取各种手段威胁凯尔西医生,甚至扬言要动用国会的关系让美国食品药品监督管理局局长调动她的工作。但是凯尔西医生顶住了压力,坚持自己的看法。

其实,在梅瑞公司将药品投放美国市场前,已经在欧洲发现了由"反应停"导致的海豹肢婴儿,但公司隐瞒了这些事实。就在双方僵持不下的时候,"反应停"引发的包括海豹肢婴儿在内的严重不良反应事件在欧洲愈演愈烈。"反应停"上市前原本少见的海豹肢婴儿在德国出现的概率增加了 200 倍,而这些婴儿的母亲都服用过该药。随着德国《周日世界报》的报道,"反应停"导致婴儿畸形的内幕终于被揭露。在美国,《华盛顿邮报》记者莫顿·敏茨刊发了《美国食品药品监督管理局女英雄阻止恶性药品进入市场》的报道。报道发表后,美国食品药品监督管理局局长拉里克立刻宣布召回已经流入市场的全部"反应停"。此时，美国总统肯尼迪也站出来支持美国食品药品监督管理局，凯尔西由此成为阻止"反应停"进入美国的英雄！她成功保护了患者，获得白宫颁发的奖章。

由于成功阻止"反应停"登陆美国，美国食品药品监督管理局声名鹊起，在全球产生巨大的影响，有人赞誉美国食品药品监督管理局是"美国人的健康守护神"。而这个时候，其他发达国家还没有真正意识到药品安全问题，更没有相应的机构。由于"反应停"事件的影响，美国国会通过了《科夫沃-哈里斯修正案》，授权美国食品药品监督管理局加强所有药品上市前的生产和销售监管，同时准予美国食品药品监督管理局在药品批准上市前检查和清除不安全的新药，从此建立起严格规范的新药上市前审批程序。

"反应停"事件树立了美国食品药品监督管理局科学、权威的形象，并逐渐成为世界各国学习借鉴的样板，《科夫沃-哈里斯修正案》也给了美国食品药品监督管理局更大的监管授权。比如美国食品药品监督管理局对药厂建立实施"良好生产规范"，保障和监控药品生产过程中的质量。同时修正案还授权美国食品药品监督管理局一旦发现上市后的药品存在安全性问题，比如严重不良反应、缺乏有效性的证据以及新药审评中的错误等，就可要求其从市场撤出。在这之后，美国食品药品监督管理局还针对药品广告充满虚假和吹嘘之词的乱象修订了相关法规，要求药品生产企业进行广告宣传时必须对药品的疗效做出概述，还需说明药物的不良反应、配伍禁忌、预防措施和警告等。

美国食品药品监督管理局的这些措施在药品监管中发挥了巨大作用，但也遭到来自社会各方的批评。许多药厂埋怨美国食品药品监督管理局制定的法规太过烦琐，实施成本过高，质疑其在药物实验领域制定的法规和广告、价格政策。《科夫沃–哈里斯修正案》通过后，美国新药上市速度减慢，数量降低，同时新药研发成本大大提高。很多人批评美国食品药品监督管理局监管太苛刻，压制了制药行业的创新。批评者还举出例子，说 1960 年英国批准的新药数量是美国同期的 4 倍。美国食品药品监督管理局药品审批滞后引起政界和商界的广泛争议，罗切斯特大学的威廉·沃代尔总结说：药品审批的滞后对美国人民的健康是有害无益的。

你看，围绕药品监管和上市，社会各方的需求很难均衡地得到满足。一方面要"把魔鬼关进笼子"，另一方面要"让天使飞进万家"，美国食品药品监督管理局在满足药品提供（可及性）的同时更要保障药品的有效性、安全性，从而在不同利益诉求的博弈中找到均衡的路线。这绝对是一道世界性难题！

药品全生命周期的监管

为了解开这道难题，在《科夫沃–哈里斯修正案》之后，美国食品药品监督管理局建立了严格规范的新药上市前审批程序，但已经存在于市场上的药品大多是在修正案之前上市的，其中大部分药品的安全性和有效性从来没有被检验过，药品质量良莠不齐。当时市场调查显示，市场上只有 20% 的药品经过了小规模的对照试验，而这些实验研究的质量也参差不齐。如果美国食品药品监督管理局用较高标准要求，可能会导致市场上 80%~90% 的药品撤市。在美国食品药品监督管理局的压力下，制药厂商采用各种措施抵制、拖延和抗拒撤市，保护自己的产品不被淘汰。你看，这是不是一场商业资本和国家监管力量的博弈？最终，4 000 余种药品都经过了科学严谨的上市后再评价，有 300 多种药品因不合格被淘汰。

我国如今正在经历着美国 50 多年前的情况。国家药品监督管理局近年来发布了一系列仿制药上市后再评价的法规和技术指导原则，就是为了对上市前的药品评审工作进行补充和完善。通过再评价这种监管手段掌握上市药品的安全性和有效性动态，可达到宏观监督、微观管理、量化药品生命周期的目的，从而促进合理用药，保障公众用药安全。

说完了药品上市和上市后再评价，咱们再说说药品的安全性监管和撤市。从科学的角度来说，虽然药品上市前对其安全性进行了动物实验，也通过健康受试者进行了临床Ⅰ、Ⅱ、Ⅲ期实验研究，但终究参与实验的受试者人数有限，观察时间较短，很多不良反应在有限的人数和较短的时间内反映不出来。哈佛医学院的一项研究证明，51% 的药品不良反应事件都是在药品上市后才出现的。因此，建立药品安全监测体系，实时监控上市药品不良反应，是政府药品监管的一项重要任务。

西布曲明（我国上市药品名称为曲美、澳曲轻、可秀等）是一种 5-羟色胺和去甲肾上腺素再摄取抑制剂，具有抑制食欲和增强代谢的双重作用，曾经是我国减肥市场上红极一时的药物。但它有可能引起血压升高、心率加快、失眠、肝功能异常等严重药品不良反应。2002
年，美国有人根据西布曲明上市后的死亡报告，向美国食品药品监督
管理局提交请愿书，要求将西布曲明撤市；2003 年 9 月，又提交了 1
份补充申请，强调西布曲明引起的心血管事件死亡病例明显增加。不
过美国食品药品监督管理局却认为心肌梗死、脑卒中、心力衰竭和心
律失常在肥胖患者中很常见，尽管西布曲明和这些心血管事件存在一
定的因果关系，但仅靠不良反应报告数据判定西布曲明提高了患者心
血管疾病的风险不妥，最终拒绝了该请愿。又过了几年，直到 2010
年，美国食品药品监督管理局审查结果认定西布曲明的心血管风险大
于减肥效益，最终以 8∶6 的投票结果将西布曲明撤市。我国也于当
年将西布曲明撤市。

这样的例子还有很多。瑞泽林（曲格列酮）是瓦纳-兰伯特公司
研发的 2 型糖尿病治疗药物，但由于其肝毒性，1997 年在英国被撤销
批准。同期美国收到 90 例与曲格列酮相关的肝脏衰竭及 63 例死亡的
报告，2000 年 3 月美国食品药品监督管理局通知撤销该品种。

"孤儿药" 上市的社会保障

监管的另一个重要作用，就是"让天使飞进万家"。举个例子。
你听说过"孤儿药"吗？所谓"孤儿药"可不是专供孤儿使用的药，
而是治疗罕见病所用的药。由于罕见病患病人群小、市场需求小、研
发成本高，很少有制药企业关注这个领域的药物研发，因此这些药被
称为"孤儿药"（又称罕见病药物）。1982 年，美国众议员维克斯曼

提出《孤儿药法案》，在国会通过后于 1983 年经里根总统签字生效。这个法案为"孤儿药"研发、上市和使用提出了一系列支持和鼓励措施。例如，新的"孤儿药"上市可享受 7 年垄断市场的权利，政府为"孤儿药"的临床研究提供 50% 的税收优惠，为没有企业支持的独立研究人员提供临床研究费用，美国食品药品监督管理局也为"孤儿药"的研发提供各种便利等。这些政策的实施大大促进了"孤儿药"的研发，如今，美国市场上有 670 余种"孤儿药"，而欧洲只有 170 余种，我国目前仅有 27 种。

　　为促进罕见病药物的研发、上市和使用，近年来，我国政府相关部门也出台了一系列政策。例如，国家药品监督管理局出台了支持罕见病药品研发创新，优先组织罕见病药品审评审批，优先办理罕见病药品上市的相关政策。国家医疗保障局将罕见病用药纳入优先考虑范围，及时将符合条件的药品纳入目录，对相关罕见病药品开展准入谈判和集中带量采购，降低昂贵罕见病药品的价格。国家卫生健康委员会成立罕见病诊疗与保障专家委员会，建立罕见病诊疗协作网，构建全国新生儿疾病筛查网络。这些加强罕见病药物研发和科技攻关的措施都是为了完善罕见病药品科研、注册和产业政策，构建多层次的罕见病药品社会保障体系。

　　不但如此，政府监管部门还通过鼓励使用通用名药物、制定处方药和非处方药分类管理办法、鼓励药物创新、调整药品价格等政策，促进药品的可及，"让天使飞进万家"。

小结

————

1　社会发展到今天，要维护良好的商业秩序，保证药品安全和用药安全，不能仅靠企业良心和职业道德。

2　普强实验和斯坦福监狱实验让我们认识到一个事实：即便是善良的人，当他们履行自己职责的时候，受到"情境力量"的影响，也会做出邪恶的举动。没有规范的、强有力的外部监管，这种内在且无法改变的人性在资本力量的驱使下，就可能变成作恶的行为。

3　随着科学的发展和人类文明的进步，我们发现、认识和理解了集"天使"与"魔鬼"于一身的药品的性质和它运行的规律。在药品监管领域，我们正在经历着从"大乱"走向"大治"的过程。就像中国古代传说中的大禹治水一样，疏堵结合，趋利避害，才是让药品造福人类的基本逻辑。

————

迄今为止，
人类设立全生命周期
监管机构的一类商品，
只有药。

————

医药分开：现代医疗保障制度
演进的方向

前面我们讲了很多药物和药品的事，而你可能经常在媒体上听到"医药分开"这个话题。不过，"医药分开"这件事应该话分两头说，一个是学科领域的分开，一个是执业领域与制度安排的分开。第一个话题咱们前面已经聊过，其实和你的关系似乎不大，但第二个话题就和你看病用药密切相关了。这一节我就重点和你说说执业领域和制度安排上的医药分开究竟是怎么回事，主要回答两个问题，一是医药为什么要分开，二是怎么分开。

何为"医药分开"？

医药分开从根本上说是医生和药师在专业上的划分和经营上的彼此独立。为说明这个问题，咱们先进入几个不同的场景。

　　场景一。你一定有过在国内医院看病的经验，在门诊找医生看完病，医生会根据病情给你开具处方，你拿着处方到医院药房，把处方交给药师，药师审核处方，按照处方把医生开具的药品发给你，同时嘱咐你怎么服药。看病开处方，再去药房取药，医生和药师各司其职，这不就是医药分开吗？其实不尽然。

　　场景二。如果你在国内某些城市比如杭州的医院看门诊，医生开完处方后，你既可以选择在医院药房取药，也可以选择拿着医生的处方到医院外面的社会药店取药。在哪儿取药，取决于你自己的选择。而且如果你是有医保的，那么你无论在医院药房还是社会药店取药，医保都会支付。

　　场景三。如果你在一些发达国家（比如德国、美国）看病，同样，医生开完处方后，你需要到医院外面的药店去取药。为什么不在医院直接取呢？对不起，医院没有门诊药房。你可以选择居住地附近的社会药房，把处方交给药房的药师。当然，现在网络很发达了，药师也可以根据你的社会医保号调出你的电子处方。你在药店完成缴费和取药的动作，药店的药师会全程为你服务，如果遇到处方问题，还会直接致电你的医生进行沟通，确保用药安全合理。不仅医生和药师各有分工，而且医院和药店成为两个独立的主体。

　　三个场景，其实代表了"医药分开"的不同发展阶段。当前我国正在进行并且引起争论的"医药分开"，其实是"医药分开"的初级阶段。"医药分开"是一种制度建设，是随着现代医疗保障制度，也就是"医保制度"的建设而逐步形成和完善的。

医药为什么必须分开？

我们刚才到医药分开的现实场景中"逛"了一圈，那么问题来了，医药为什么要分开？我们已经习惯了在医院看病、在医院取药，这不是很方便吗？

我在前面说过，在现代医学发展起来之前，医药其实是不分的，一般是医生前台坐诊，药房后台卖药，不论中外，概莫能外。医师就是药师，药师也是医师。比如李时珍，大家都知道他是我国明代著名医药学家，可见他既是医师又是药师。而在古代，也没有任何医疗保障制度，老百姓自己花钱看病。现代医学的发展，推动医学和药学学科分开，医生和药师的执业领域也逐渐有了明确的划分，医生负责诊断和开具处方，药师负责审核医生处方、调配药品。同时，经济发展和社会进步促进社会医疗保障体制的建设，越来越多的人享受到了医疗保障。但随着医保覆盖人群和保障范围的扩大，问题逐渐凸显，有限的医保资金如何应对公众无限的医保需求？

这就是世界各国医疗保障体系都会遇到的问题和矛盾。我们再去看看具体的医疗场景，医疗具有三个明显的特点：多角色、信息不对称和不确定性。你去看病的时候，医生肯定比你更懂你的病。医生告诉你这个病是什么情况，要做什么检查，怎么治疗，会有什么结果。在这里，医生掌握充分的医学知识和技能，是医疗行为的主导者和决策者。而你作为患者，在医疗方面是个"文盲"，大概率只能听医生的。同时，如果你有医保，那么大部分费用是医保支付的，你不会像购买其他服务那样敏感，"医生说什么就是什么吧，咱都听医生的"。

这时候你是医保的使用者，医生是治疗的决策者，医保是支付方，三者分离。分离，就意味着各有各的利益诉求。

一种药该不该用，用一种药还是多种药，不同的医生给出的方案可能不同。但如果医生的处方和医院、医生的利益相关，医方就有用贵药、多用药的冲动。这时候患者若不懂，买单的医保就算能体现出来，对患者病情也反映得不充分，只能无可奈何地为你买单。你看，医生和患者之间、医保和医生之间，是不是存在不同的权益和明显的信息不对称？

举个例子，某个患者确诊了非小细胞肺癌，根据检查，医生决定使用目前比较先进的免疫药物①治疗，但事实上，并不是每个患者都能从治疗中获益。由于疾病的复杂性，治疗都有一定的不确定性，尤其是花费昂贵的肿瘤和罕见病药物治疗。疗效和获益不确定，可花钱是确定的。

角色众多、信息既不对称又不确定，在医药不分的情况下，如果没有制度的约束，医疗供需双方就会无止境地追求单一目标，花钱（医保付费）就会变成脱缰野马。怎么办？制衡，权力的制衡。只有好的制度设计才能减少医保带来的副作用，才能高效地、均衡地实现各方认可的目标。这个制度设计最重要的一环就是医药分开。

---

① 免疫药物：是肿瘤治疗中的一类新型药物。在正常情况下，免疫系统可以识别并清除体内的肿瘤细胞，但肿瘤细胞也能通过不同机制抑制人体免疫系统，使其不能识别和杀伤肿瘤细胞。免疫药物就是通过重新启动并恢复机体正常的抗肿瘤免疫反应，从而控制与清除肿瘤的一种治疗方法。

医药分开的演进与方向

要说医药分开，我们首先要说清楚现代医疗保障制度。简单来说，所谓现代医疗保障制度就是"广覆盖"和"低成本"，是能够惠及全体民众、保障全体民众最低的医疗需求的保险制度。不过，由于相对于全体民众对医疗健康的需求来说，国家的医疗卫生投入实际上是个无底洞。因为所谓"最低"，是随着社会的发展和医疗技术水平的进步而不断提升的。因此，要高效使用有限的医保资金，满足人民医疗健康的需求，保证医保的可支付性，实现为全民提供"负担得起"的医疗保险，就必须有科学、有效的制度安排。

那么，这种科学有效的制度安排都有哪些内容呢？其实，这种制度安排的内容还是挺多的，不过重要的有两个。一是建立基本药物目录和医保报销目录，二是医药分开。这两个制度安排都是保障药品安全合理使用、控制药费过快增长的有效措施。明白了宏观上医药分开的必要性，那么医药究竟怎么分呢？下面我们就来说说医药分开操作层面上的问题。

医药分开就是将医方一分为二，形成上述博弈中的第四方——药品提供方，也就是药房和药师。既然医保是支付者，医生是决策者，患者是使用者，那么就让药房独立，让药师发挥作用。药房独立于医院，药师是药品调剂的执行者和服务者，有对医生处方的审核权和药品调配权，是代表患者和医保对医生处方行为进行监督的人，是医保天然的同盟军。这就是医药分开。

不过，一个好的制度设计要落地，还需要强大的执行力和社会文

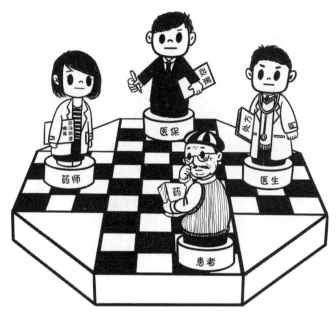

医保四方博弈

化基础。我们知道,在商业社会基础上发展起来的欧洲,早在13世纪就出现了诊疗和药品行业分离的法律。所以对于欧美国家来说,先找医生诊断疾病开具处方,再找药师取药,是一种传统,早已顺理成章。但对于历经数千年中医药传统的东亚国家,比如中国、日本、韩国,老百姓的就医行为是"医药不分,医药一家"的,有着强大的文化基因,做到医药分开其实困难重重。

再者,将原本一体的医生诊疗和药房给药剥离开来,建立现代医疗保障制度,必然牵扯复杂的利益关系。日本早在1874年就将"医药分业"内容首次写入法律——《医制》,但直至2007年医药分业率才达到60%,用上百年时间才基本完成"医药分开"的改革,困难可想而知。而困难的核心，是利益机制的设计与平衡。接下来咱们就通过近邻日本的例子看看医药分开的几个阶段和演进过程。

日本的医药分开大致经历了三个阶段。第一阶段是社会医疗保障制度建设之初，即 1956 年到 1974 年。在这个阶段日本政府整合了之前已有的一些分散的医疗保障制度，开始建立覆盖全民的"国民健康保险"制度。同时，日本政府着手修订了《药师法》和《医师法》，明确了医生和药师的分工。在保险覆盖的就医流程上，"国民健康保险"制度建议患者在拿到医生开具的处方后离开医院，前往任意药房交给药师，药师依据处方调配药品，并获得相应的报酬。

在这个阶段，医生处方权和药师调配权看似分离了，但实际上由于门诊药房还在医院体系里，药品的利益机制并未变化，药品价差依旧是医院和医生的主要收入来源，所以医药分开没有实质的进展，其实连形式上的进展都很小。

第二阶段，大致是从 1974 年到 1992 年，开始逐步实现形式上药房和医疗机构的分开，患者到医疗机构以外的社会药房取药的比例开始逐步升高。这里的关键行为是引导医生开具院外处方。形成这个关键行为的触发点，是利益机制的设置——增加医生的诊疗收入。日本政府发现，之所以之前推动医药分开没结果，背后真实的原因是医生的价值无法在诊疗费中得到体现，说简单些就是医生靠医术没法养活自己，还要靠药品收入来补充。

1974 年，日本政府将医生处方费直接提升数倍，以获取医生对医药分开改革的支持，同时增加处方外配的鼓励措施。比如，患者如果选择在医院之外的药店取药，医生可以获得更高的奖励，同时药店药师也可获得相应的报酬。

直至 1991 年，日本用了 30 多年时间，医药分开率才达到 13%。眼看改革又要失败，日本政府终于搞清楚了，这不是什么医德问题，而是利益问题。找到新的利益，置换原有的利益，引导各方进入有利于患者和社会保障机制可持续发展的健康生态中，医药分开才能成功。

第三阶段，是从 1992 年到现在。一方面，日本政府继续逐步提高医生和医院的诊疗收入，另一方面，开始通过动态规则逐步降低药品加价率，让医院通过经营药品获得的利润逐步减少，医院和医生无利可图。这个政策促进医院门诊药房逐渐剥离，从而进一步推动了医药分开。

所以，现代医疗保障体系下的医药分开也可以分为三个层面。第一，药师独立执业，即医生的诊断权、处方权和药师的处方审核权、调配权分开；二者共同为患者的药物治疗结果和用药安全负责，形成一种既有明确分工，又紧密合作的关系。第二，医疗机构与医院药房分开，也就是利益主体分开。第三，也是最关键的一点，利益的分开，即医院医生应以诊断、处方、手术、治疗的医疗行为获得收入，药店和药师以销售药品和药学服务获得利润和报酬。

其中，利益的分配和再平衡机制是最重要的。我国的近邻韩国在这方面有深刻的教训。2000 年前后，韩国也动用政府力量开始大规模推动医药分开，尽管做足了准备，但韩国仍然发生了医生罢工大潮。罢工迫使政府修改了计划：不但将医生的收费提高了 44%，而且 3 次给医生涨工资，并给药师增设了处方调剂费。

不过这样一来，消费者的医疗消费非但没有下降，还上涨。更严重的问题是，强制性的医药分开并没有充分激励医生开具有成本效益的药。在医药强制分开后，韩国有调查显示，医生反而开更多品牌药和价格高的药，并且医生还想方设法通过化验和检查，以及多使用医疗器械来代替药品，此外医生还与附近药房合谋，以维持自己的收入。在医药分开的设计上，韩国在医生利益缺口没有获得填补的情况下推进医药分开，导致了 2000 年大规模的医生罢工，由此可见利益设计之重要。

尽管医药分开是医疗改革中极为必要的一步，但医药分开绝非控制药品支出的充分条件。其缘由是即使在医药已经分开的发达国家，医生在药品选择中也仍然发挥着不可替代的作用。降低医疗费用的关键是建立医疗市场的制约体系，平衡用药主体各方的利益分配。医药分开不能为了分开而分开。医药分开仅仅是实现合理用药、降低医疗费用的手段，而非医疗改革的最终目的。

这些年来，我国一直在努力推进医药分开，比如要求医生用药品的通用名开处方，推行电子处方，禁止医生指定患者到具体药店取药等，都是为了破除其中的利益关系。国内的公立医院已经取消了药品加成，实行药品零差价政策①；国家不断修订《国家基本药物目录》和医保报销目录；专业药房逐步出现等，都促进医药分开局面的形成。

---

① 药品零差价政策：2008 年 10 月公布的《关于深化医药卫生体制改革的意见》对医疗卫生机构提出药品零差价销售的管理办法，是为了减少药品的流通环节，降低药价，解决老百姓"看病贵，看病难"的问题。所谓"零差价"是指医疗机构售出药品的价格与进价相同。

另外，这几年从支付方（医保）发起的带量采购，正在大规模地代替仿制药，在控费方面取得了明显的效果。也许，我们可以以低成本的方式往医药分开的方向演进。

小结

1   医药分开包括医生、药师执业领域的分开，医疗机构、医疗服务收费和药房、药品销售利润（包含药师服务收费）的分开。执业领域的分开早已完成，现阶段推行的是后一种分开。

2   医药分开是手段，不是目的。相对于全体民众对医疗健康的需求来说，国家的医疗卫生投入还有不小的空间。因此，要高效使用有限的医保资金，满足人民医疗健康的需求，保证医保的可支付性，实现为全民提供"负担得起"的医疗保险，就必须有科学、有效的制度安排。医药分开是这种制度安排中最重要的一环。

3   医药分开的难点是利益机制的设置，只有有效平衡医疗服务各参与方的利益，才能推进医药分开。

药是"自然"的，
更是不可替代的，医药分不分家，
药都在那里。

后 记

　　终于按照著书大纲写完这本书，可总觉得意犹未尽，也确实还有些想要表达的东西，姑且把这些作为后记吧。

　　药物是人类防病治病、追求健康的重要物质，而健康是一项基本的人权，占据至高地位。在有文字记载的历史上，从太上老君炼丹到徐福率三千童男童女东渡，从灵芝仙草到近来火热的 β-烟酰胺单核苷酸，从古至今，人类通过药物追求健康与长寿的梦想从未消失。我在本书中说了一大通药物的"家长里短"，并不是教大家都成为"药学专家"，更不是希望大家天天都去吃药。经常听到有人说"我从记事起就不知道药是啥滋味"，希望这样的人越多越好。

　　十几年前，有几位德国专家来我院宣讲药房自动化的理念，其中几张幻灯片给我留下了深刻的印象。这些幻灯片描述了以预防为主和大健康的理念：现在以治病为主的医院将逐渐消失，未来的医院将成为"健康院"，是人们寻求身心健康的场所。人不管有没有疾病，都可进入"健康院"，寻求健康指导，纠正不健康的行为，治疗身心疾病，甚至接受安宁疗护。而药物可能是"健康院"在最后的阶段才会考虑使用的物质。前些时间看到一段热传的帖子，是关于医务人员对自己临终阶段的生前预嘱。有80%以上的人选择不进重症监护室，也不用呼吸机，不做气管切开等有创性救治；而同样有80%以上的人选择减少疼痛、平复情绪、帮助睡眠的药物治疗。你看，无论是在未来还是当下，人们对药物的使用越来越科学、理性和谨慎。

今天，患者参与治疗方案选择、个体化治疗、药物基因组学等，表明药物治疗领域中最为推崇的理念和技术已经成为现实！回溯人类医药学的发展，从"神农尝百草"到发现青霉素，从合成磺胺类药物到受体学说，从定向合成到生物靶向制剂，从药物基因组学到人工智能辅助药物创新，我们不难看出人类寻找、使用药物艰辛而伟大的历程：从偶然到必然到自由。

药物基因组学和人工智能已经让我们看到药物发现与创新的"自由"曙光。但自由绝不意味着可以对客体和自然界为所欲为，我们必须认识到医疗手段和药物治疗作用的有限性。17世纪著名哲学家斯宾诺莎说，"人类合理的行为才是自由的，自由的程度取决于行为合理的程度"，这里的"合理"指自然规律和道德的约束。而书中一再倡导的合理用药的理念，就是用丰富的药学知识和临床经验的积淀，以及对患者个体状况的深入了解和人文情怀，让合理用药的科学行为从必然迈向自由，升华到一种用药"艺术"的境界。另外，因为药品是带有一定社会福利性质的产品，合理用药中的"合理"也包括平衡全社会与个体之间的成本与效益。

百年以来，人类的疾病谱不断发生变化，越来越多的疾病被攻克，但随着人均寿命的延长，又有更加难以战胜的疾病对人类造成威胁。人类发现药物、利用药物与疾病做斗争的历史进程没有起点，更没有终点。人类正在科学发展的道路上狂奔，如果把整个人类科学的发展史比作百米赛跑，那么从静止在起跑线上发令枪响起那一刻开始，科学的发展就呈现加速的态势。我们可能位于最后 10 米的冲刺阶段，而终点是什么？我们似乎并未看清。或许没有终点。

与其他学科相比，药学是与人的健康和生命紧密相关的学科。因此，我们只有认清、把握药学科学发展的脉络，遵循自然规律，才能从"必然"迈向"自由"，才契合"生命至上"的宗旨，才能实现人类的健康繁衍和"长生不老"。

2021 年 5 月

参 考 文 献

1. [英]德劳因·帕奇.药物简史[M].梁余音,译.北京:中信出版集团,2019.

2. 王二平,李永娟.组织错误组织心理学研究的新视点[J].科学决策,2000,7(1).

3. [美]唐纳德·R.基尔希,奥吉·奥加斯.猎药师[M].陶亮,译.北京:中信出版集团,2019.

4. 杜文民,张京华.药物警戒的重要性与药物警戒论[M].上海:上海科技教育出版社,2004.

5. 张旭,郑荣远.散发性脑炎危险因素的探讨——病例对照研究[J].临床神经病学杂志,1990,3(4).

6. 郑荣远,姜志川,张旭,等.左旋咪唑与脑炎综合征的药物流行病学研究[J].中华内科杂志.1992,31(9).

7. 郑荣远,张旭.四咪唑及左旋咪唑无意再暴露致迟发性脑病再激发16例分析[J].药物流行病学杂志,1994,4.

8. 邢清和,郑荣远,韩钊,等.左旋咪唑对实验性过敏性脑脊髓炎大鼠脊髓ICAM–1、iNOS及IFNγ mRNA表达的影响[J].中国免疫学杂志,2002,18(6).

9. 魏敏吉，赵明. 创新药物药代动力学研究与评价 [M]. 1 版. 北京：北京大学
   医学出版社，2008.

10. 石靖，王增明，郑爱萍. 3D打印技术在药物制剂中的应用和挑战 [J]. 药学
    进展，2019（3）.

11. Radley D.C., Finkelstein S.N., Stafford R.S. OFF–label Prescribing Among
    Office–Based Physicians [J]. Arch Inter Med，2006，166（9）.

12. FDA. Use of Approved Drugs for Unlabeled Indications[J]. Clinical Pediatrics，
    1982，21（9）.

13. U. Chakravarthy，S.P. Harding，C.A. Rogers. Ranibizumab Versus
    Bevacizumab to Treat Neovascular Age–related Macular Degeneration：One–
    Year Findings from the IVAN Randomized Trial [J]. Ophthalmology，2012，
    119（7）.

14. Powerful antibiotics discovered using AI—Machine learning spots molecules
    that work even against "untreatable" strains of bacteria. https://doi.
    org/10.1038/d41586–020–00018–3

15. Marta Bosch，Miguel Sánchez–Álvarez，et al. Mammalian Lipid Droplets
    Are Innate Immune Hubs Integrating Cell Metabolism and Host Defense [J].
    Science，2020，16.

16. 陈代杰. 新世纪以来全球新型抗菌药物研发及前沿研究进展 [J]. 中国抗生
    素杂志，2017，42（3）.

17. 王东岳. 物演通论 [M]. 北京：中信出版集团，2015.

18. 张晓乐，刘芳. 用药错误 [M]. 1 版. 北京：人民卫生出版社，2016.

19. 合理用药国际网络中国中心组临床安全用药组，中国药理学会药源性疾病
    学专业委员会，中国药学会医院药学专业委员会，等. 中国用药错误管理
    专家共识 [J]. 药物不良反应杂志，2014（6）.

20. [美]科恩，科里根，唐纳森. 孰能无错：创建更加安全的医疗卫生保健系

统 [M]. 王晓波，译. 1 版. 北京：中国医药科技出版社，2005.

21. Kuitunen S., Niittynen I., Airaksinen M., et al. Systemic Causes of In-hospital Intravenous Medication Errors : A Systematic Review[J]. Journal of Patient Safety，2021，1.

22. Cohen，Michael. Medication Errors[J]. Nursing，2021，51（1）.

22. [德] 尤格·布莱克. 无效的医疗：手术刀下的谎言和药瓶里的欺骗 [M]. 北京：北京师范大学出版社，2007.

23. Tichy E. M.，Schumock G. T.，Hoffman JM，et al. National Trends in Prescription Drug Expenditures and Projections for 2020 [J]. Am J Health Syst Pharm，2020，77（15）.

24. 中国国家卫生健康委员会. 2019 中国卫生健康统计年鉴 [M]. 北京：中国协和医科大学出版社，2019.

25. 刘国恩. 中国药物经济学评价指南 [M]. 北京：中国市场出版社，2020.

26. 刘元宝，江湖大川，李靖，等. 疫苗接种对中国传染病防控事业的巨大贡献 [J]. 中华疾病控制杂志，2019，23（8）.

27. 江永红. 中国疫苗百年纪实 [M]. 北京：人民出版社，2020.

28. 国家心血管病中心. 中国心血管病报告 [M]. 北京：中国大百科全书出版社，2019.

29. Wu Y.，Zhou Q.，Xuan J.，Li M.，et al. A Cost-effectiveness Analysis Between Amlodipine and Angiotensin II Receptor Blockers in Stroke and Myocardial Infarction Prevention Among Hypertension Patients in China[J]. Value Health Reg Issues，2013，2（1）.

30. 国家统计局. 2018 中国统计年鉴 [M]. 北京：中国统计出版社，2018.

31. 史录文. 国家药物政策与基本药物制度——管理与实践 [M]. 北京：人民卫生出版社，2020.

32. Lakdawalla D.N.，Doshi J.A.，Garrison L.P. Jr，et al. Defining Elements of

Value in Health Care—A Health Economics Approach： An Ispor Special Task Force Report [3] [J]. Value Health，2018，21（2）.

33. https://pubmed.ncbi.nlm.nih.gov/30019766 http://d.wanfangdata.com.cn/periodical/nfhlxb200704008

35. 全国人大常务委员会. 中华人民共和国广告法[M]. 北京：法律出版社，2015.

36. 曹立亚，郭林. 美国药品安全监管历程与监测体系[M]. 北京：中国医药科技出版社，2006.

37. [美]哈德曼，利伯德.古德曼·吉尔曼治疗学的药理学基础[M]. 金有豫，主译. 北京：人民卫生出版社，2004.

38. 张晓乐. 唾液浓度代替血清浓度进行茶碱治疗监测可行性的研究[J]. 中国医院药学杂志，1987，4.

39. 张晓乐. 潘生丁片溶出度实验考察[J]. 中国药学杂志，1990，9.

40. 张楠森. 从美国临床药学的发展引起的思考[J]. 中国医院药学杂志，2002，6（8）.

41. 刘宗. 美国PBM的药品费用控制措施[J]. 世界临床药物，2005，26（1）.

42. 邱婷婷，张晓乐. 门诊患者药品有效利用调查[J]，中国药师，2007（3）.

43. 王艳，刘芳，翟所迪.果糖二磷酸钠治疗小儿病毒性心肌炎有效性的系统评价[J].中国药物与临床，2007（6）.

44. 刘芳，翟所迪，赵蕊，等.果糖二磷酸钠治疗急性脑梗死的系统评价[J].中国循证医学杂志，2007（04）.

45. 王淑梅，刘芳，翟所迪，等.1，6–二磷酸果糖治疗心力衰竭有效性的系统评价[J].中国药房，2006（23）.

46. 刘芳，翟所迪. 1，6–二磷酸果糖治疗新生儿缺氧缺血性脑病的系统评价[J].中国循证医学杂志，2005（09）.

47. 世界卫生组织. 公共卫生创新和知识产权：知识产权、创新和公共卫生委员会报告[M].日内瓦：世界卫生组织出版社，2002.

48. [美]赫舒拉发.价格理论及其应用：决策、市场与信息[M].李俊慧，周燕，译.7版.北京：机械工业出版社，2009.

49. Intellectual property rights and vaccines in developing countries. Meeting report. Geneva，World Health Organization，2004 (WHO/IVB/04.21) [EB/OL]. http://www.who.int/vaccines–documents/DocsPDF05/Dip–789–screen. Pdf.

50. 世界卫生组织、世界知识产权组织和世界贸易组织.促进医药技术和创新的应用：公共卫生、知识产权和贸易之间的融合[EB/OL].2012. www.who. int/phi/en/.

51. [美]曼昆.经济学原理：微观经济学分册[M].梁小民，梁砾，译.7版.北京：北京大学出版社，2015.

52. 史录文.药品价格形成机制研究[M].北京：中国协和医科大学出版社，2017.

53. 国务院办公厅.国务院办公厅关于印发国家组织药品集中采购和试点方案的通知[EB/OL].2019–01–17.http://www.gov.cn/zhengce/content/2019–01/17/ content_5358604.htm.

54. 丁锦希.评估、准入与调整：全球视角下的创新药物HTA评价与医保管理[M].北京：化学工业出版社，2020.

55. 张晓乐.医院药师的职业道德[J].中国医院药学杂志，1997，32（6）.

致 谢

　　全书完稿，回顾两年多以来的写作历程，似有一种如释重负的感觉。但本书绝不是我个人努力的成果，许许多多朋友和亲人为本书的写作和出版贡献了力量。

　　首先我要感谢我的几位合作伙伴，他们既是本书的共同作者，也是我的良师益友。在本书创作的高峰期，正值新冠肺炎疫情肆虐，加之大家工作很忙，但我们仍然每周末召开线上讨论会，交流写作进展，碰撞思想火花。应该说，本书所有内容都是我们共同讨论和创作的结晶。在这些伙伴中，翟所迪教授未参与本书的写作，但翟教授每次都参加讨论，他卓越的学术实践经验和观点丰富了本书的内容。

　　其次我要感谢我的同事薄世宁医生，正是他在"得到"平台的《薄世宁·医学通识 50 讲》课程，促使我撰写这本姊妹篇。同时，薄医生所著《薄世宁医学通识讲义》的体例和写作经验给了我很多启示。

　　我要特别感谢"得到"平台的宣明栋老师，本书的大纲发源于我与"得到"的共同策划。宣老师从一个"外行"视角就我的草稿不断发出"苏格拉底式提问",促使我深度挖掘、回答似乎早已有现成答案的问题,这样才能有一些超出教科书和常规知识范畴的观点分享给读者,供读者思考。

我还要感谢我的好友夏伦祝教授。夏教授耐心通读了本书,并从每节内容中精心提炼了"金句",使本书增色不少。

我更要感谢我的妻子,她的理解和默默付出,使我能专心工作和创作。没有这种环境,本书的完成几乎是不可能的。

同时我要感谢身边很多亲人和朋友,他们是本书的首批读者,正是他们的鼓励给了我信心,他们的建议促使我不断修改、锤炼,使本书渐臻成熟。

另外,感谢中信出版集团24小时工作室的主编曹萌瑶、策划编辑杨洁、责任编辑谢若冰和营销编辑崔琦、高寒、张牧苑,她们的辛勤努力使本书顺利出版。

特别感谢插图作者李君君老师,李老师富有创意的插图让本书大为增色。

最后,我真诚地感谢阅读本书的你!你我在书中相识,希望我们成为不断探索药物和药学奥秘的朋友。

张晓乐